睡得更聰明

讓你睡出好身體、好健康和成功人生的二十一個策略

SLEEP SMARTER

尚恩・史蒂文森
Shawn Stevenson

周佳欣——譯

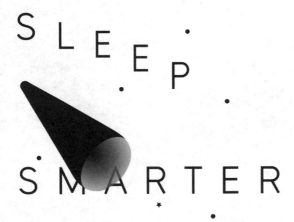

我依然記得祖母在晚上哄我入睡的感受。我感到快樂、感到被愛，並且對於隔日會是怎樣的一天感到興奮。我要把這本書獻給她。我會永遠當她的代言人，並且分享她在我身上看到的美好天賦。

我由衷希望讀者不只是能得到最好的睡眠，同時也能夠因此而擁有更快樂、更健康且事事順遂的生活。

SLEEP SMARTER 目錄

SLEEP SMARTER 目錄

前言

睡眠蒙受公關問題之苦而極需重塑形象。睡眠並不是什麼性感的東西。睡眠是生活的必要部分，但是大部分人卻極盡可能地減少睡眠。儘管睡眠是人們身體健康的基石，大多數醫師和公衛官員卻忽略了這個事實。睡眠似乎只是個不需花費心思的東西，沒有什麼人會關心。不過，這樣的情況現在已經有所改變。

事實證明，睡眠可以讓人擁有或失去減重、減緩老化、防癌和表現出色等方面的能力。箇中原因乃在於睡眠可以調節多數的人體激素生成。睡眠是個人晝夜節律（circadian rhythm）的一環，意味著睡眠是發生於一種重複二十四小時的週期，並且受制於人類環境的晝夜循環。至少有百分之十五的人體 DNA 是受到晝夜節律的控制，其中包括了人體的修復機制。

你可能會這麼告訴自己：「沒關係，莎拉博士——我會吃顆使蒂諾斯，等早上再聯絡妳。」遺憾的是，藥物並不是答案。三項大型研究都顯示了，就算是每次只吃一顆、每年二十次，服用助眠藥品與死亡率的提高有關。此外，你最愛的處方型助眠藥品只會為你增加三十分鐘到四十分鐘的睡眠時間，而且還不必然是優質睡眠。換言之，因為睡眠品質不佳通常不是只有單一成因，所以吃安眠藥並非解決之道。

我們需要的是更全面的解決方法，而這就是尚恩．史蒂文森（Shawn Stevenson）的切入點。

我與尚恩大約是在兩年前認識的，他當時是我的Podcast來賓。聽到他的談話，我暗自心想怎麼會有像他這麼酷的健康專家。我試著把他歸類為營養師或健身教練，但是他都不能算是。我聽著他訴說戲劇化的成長故事（對於任何一個孩子來說都是一些最艱困的成長條件），還有他青春期的蛻變，而這些經歷都讓我印象深刻而想要一探究竟。

我們了解到尚恩克服了內城貧民區的生活，成長為前途璀璨的獎學金運動員。只是他沒有料到，脫離那種生活的希望竟然會早早幻滅。有一次，他與教練在田徑場上練習兩百公尺的計時賽，可是當他跑過彎道正要開始直線衝刺時，他的髖部骨折了，並不是因為創傷或跌倒，不過就是全力跑步的結果。一直要過了幾年之後，他才終於在二十歲時得到正確診斷，原來是罹患了退化性骨骼與椎間盤病變（degenerative bone and disc disease）。他的兩節椎間盤突出（位於腰椎第四節〔L4〕和第五節與薦椎之間〔L5/S1〕）。醫師告訴他：除了停止運動員的競賽生涯之外，無計可施，並且餘生都要服用藥物。

對尚恩而言，那是個轉捩點，因為他不太滿意傳統醫學所給予的訊息。他以身為短跑運動員的韌性和專注來面對診斷結果，並以自己的方式找出功能醫學（functional medicine）的關鍵原則：如果人體沒有必要的原料，那就無法製造和再生組織；如果出於好意的健康專業人士無法提供希望，人就不應該交出自己的權力。在功能醫學（這是我所提供的系統性基礎的醫療類型，處置的是症狀的根本成因）中，我們將此稱為多效性療法（pleiotropic solution）——整合營養、運動、壓力反應、人際關係與自我照顧的一種方法。

他開始升級食用有機食品，並且增加微量營養素（micronutrient）的密度。他不喜歡吃蔬菜，因此就開始打蔬菜汁來攝取蔬菜的營養。最重要的或許就是他升級了自己的睡眠。他在六個星期之後減重了十二．七公斤，不僅粉刺消失了，慢性關節痠痛也不見了。他從未如此精力旺盛。九個月之後，他的醫師無法置信地看著他的磁振造影（MRI）掃描結果：尚恩的兩節椎間盤突出已經痊癒，而且椎間盤重新出現了潤滑液。他甚至還長高了半吋，可以說是完全逆轉了退化狀況。

這個經驗讓尚恩學習到，想要獲得個人想要的健康，我們就必須從本身著手進行。他現在的使命就是要教導人們如何達成目標。

人體在睡眠時會分泌生長激素，因而得以維持和修復肌肉，消耗腹部脂肪。睡眠有助於強化記憶，同時實質地改變腦部細胞結構，藉由腦脊液的洗滌來移除與神經退化有關的破壞性分子。

當人睡得不好，絕非只是眼睛下方會出現黑眼圈，還會有著更嚴重的後果。人大概會變得易怒而不好相處；重要的人際關係和育兒工作都會因此遭殃；工作的生產力下滑；重要的壓力激素皮質醇（cortisol）濃度會增加——讓人吃得更多和囤積更多腹部脂肪；甲狀腺分泌減緩；胰島素無法良好運作而讓血糖失控；人無法清除腦部或靈魂的污穢；端視個人睡眠負債時間長度和總額，個人的罹癌風險會提高四倍。出現糖尿病、新陳代謝症候群和心臟疾病的風險也會隨之提高。

當你使用這本書的祕訣來改善睡眠時，你極可能會經驗到以下的益處：

- 擁有更健康的皮膚和更年輕的外表
- 達到情緒革新並促進人際關係

- 降低中風和心血管疾病的風險
- 意外發生的情況變少
- 發炎的程度減輕
- 強化免疫系統的功能和降低罹癌與感染的風險
- 激素平衡
- 加快減重的速度
- 減輕疼痛
- 強化骨骼
- 降低阿茲海默症和認知能力下降的風險；增進記憶力
- 長壽

我敦促讀者與尚恩．史蒂文森一起升級自己的睡眠。尚恩是我的好友和同僚，我知道他不只是個很酷且坦誠直接的激勵者，也是個學術人。正是因為兩者兼具，他才能獨樹一格地在人滿為患的健康保健領域中，提出了嶄新、新穎且重要的觀點。尚恩就因為曾經失去健康，所以比大多數人都知曉健康的重要。他堅定且實在。他希望讀者不管預後（prognosis）

會是如何，都可以找到最佳療法，而這是因為他從經驗中學習到應該要如何戰勝預後結果。

因此，請讀者升級自己的睡眠吧，如此一來就能夠升級自己的健康與生活。

莎拉．加特弗萊德醫師（Sara Gottfried, MD）於美國加州柏克萊

作者序

睡覺睡得好，並不像是很會打籃球或是做公開演講；一夜好眠的人並不會因此得獎，也沒有人會因為你睡得香甜而誇獎你。一般來說，睡覺睡得好是相當私密的事——只有等到你睡不好，才會開始洩露在其他的生活領域。

我的睡眠出狀況就跟我的體重和健康問題一起展示在世人面前，但是在許多方面，睡眠問題依舊被忽略。每個人都看得出來我體重過重，也可以看到我因為嚴重的健康問題而痛苦不已，但是沒有人看到我每晚必須與枕頭奮戰。那真的是一場只有我獨自一人的戰役，但幸運的是我看到了苦盡甘來的曙光。

要是我沒有找出睡得更好的方法，我就不可能踏上重拾健康的道路。有時看似相當不真實，世界上竟然有無數人會因為我的經驗而能夠在夜晚睡得更好。雖然過程中有一些極為難熬的時刻，但是這些經驗對我來說彌足珍貴。我漸漸了解，走在我們前面的偉大老師們給了我們加速成長的禮物；他們披荊斬棘找到了道路，我們才能受惠。

每個人都有自己的故事，而我的故事並不僅止於找到能夠睡得更好的方法而已。讀者會在本書裡認識到，我們的睡眠品質（或者是缺乏睡眠品質）會深深影響個人的飲食、運動、壓力程度和其他許多相關的生活型態因素。我跟所有人一樣，這些領域的藍圖在我年紀很小的時候就已經定型。我希望讀者能夠閱讀我的故事，並且把我學習到的東西付諸實行，藉此讓自己擁有夢寐以求最難能可貴的健康——和睡眠。

從小養成的習慣

我的母親年紀輕輕就生下我，因此在我人生的頭六年，都是跟著祖母一起生活。她不僅樹立了無條件的愛、學習和自信的榜樣，也奠定了我未來幾十年的飲食習慣雛型。

儘管我的祖父會打獵和捕魚，我的祖母會在花園種菜，但是她希望我快樂且總是能把食物「一掃而光」，就一直讓我吃炸魚排、起司通心粉、罐裝義大利麵（SpaghettiOs）、三明治和洋芋片之類的東西。我偶爾會吃點青花菜（但是上頭一定要撒點起司！）。任何我不喜歡的「怪食物」（也就是非盒裝的食品），她會讓我挑食不吃。我知道她非常疼愛我，只是我這樣的味蕾喜好註定會早年得病。

我在七歲左右搬到內城貧民區與母親同住，而這些飲食習慣也跟著我到了新住所，儘管母親和繼父會強迫我吃飯，但是他們的方式是大喊大叫，語帶威脅，這一切自然是讓我更恐懼嘗試新的食物。

而我同時有更多機會接觸到與祖母同住時很少見過的食物，像是速食和糖果。這彷彿是美夢成真，我會拿著身上僅有的一點零錢跑去轉角商店買「一分錢糖果」。我真的可以用一塊錢買到一百顆糖果！這讓我覺得自己是世上最富有的小孩，就像是在錢幣裡游泳的唐老鴨暢游在糖果池中。

我與祖母住的時候只會偶爾吃速食，但是現在身邊盡是速食，還是我們負擔得起的便宜價格，而且因為母親和繼父為了讓我們能過上好日子，辛苦工作而且工時很長，便利性就變得極為重要。

時至就讀國小低年級的時候，我早已從兩個成長環境學到了很多東西。我從母親身上學習到生存之道。我學到了要如何無中生有，了解到不管前一天發生了什麼，都必須起床去工作和承擔責任。

至於我從祖母身上學到的東西，則在生活其他領域派上極大用場。我很明白學習的價值，也相當熱愛聆聽師長的智慧。我在整個求學過程獲得了無數的學術獎項，而且在我搬去與母親同住的社群，我看到了毒品和酒精對當地的真正危害（尤其是目睹這些東西對自己家人的傷害）。這讓我清楚了解到什麼是我不想要的東西，我生活的目標就是要努力按照自己的方式健康地過生活（儘管當時的我還不知道健康到底是什麼，但是我很清楚不健康是什麼樣子）。

在遠離毒品和酒精以及成為品學兼優的好學生方面，我的努力都有著很好的表現，但是我也因為食物的選擇和每日缺乏良好營養而開始付出代價。當第一個警告信號出現時，那年的我才十五歲。我當時是兩項運動表現傑出的運動選手。美式足球賽季開始之前，我在四十碼衝刺跑出了四秒半的成績，接著摩拳擦掌準備要迎接徑賽賽季，想看看自己到底有幾分能耐……只是事與願違。

某一天徑賽練習時，我與教練練習了兩百公尺的計時賽（只有我和教練在田徑場上），當我跑過彎道進入直線跑道時，我的髖部骨折了。

不是因為創傷或跌倒，不過就是跑步的結果。我不知道為什麼會這樣。我以為可能是拉傷了肌肉，可是當我找了物理治療師檢查，照了X光之後，看到的卻是自己的髖部脫了位。我不只拉傷了肌肉，同時還有部分的骼骨（也就是我的髖骨上部）。

我接受了標準療程：超音波、讓腳休息和服用非類固醇消炎止痛藥（NSAIDS，消炎藥）。那是很酷的經驗，因為我有好幾個星期需要用拐杖走路，而且可以提早下課。但是卻沒有人停下來提問：這個十五歲的孩子怎麼會髖部骨折？畢竟這樣的事通常是發生在年紀年長很多的人身上。並不是說老人家往往容易跌倒而讓髖部骨折，情況其實是他們很容易因為髖部骨折而跌倒。為何這樣的情況會發生在我身上呢？

我暫且略過不談之後的十幾次損傷。就在我二十歲的時候，我才終於被診斷出有退化性骨骼病變和椎間盤病變。（根據我立意良好醫師們的說法）不僅無藥可醫，而且沒有好轉的希望。

我看的第一位醫師送我去做了MRI，他給我看我的脊椎掃描圖，並告訴我診斷結果。我很樂觀地問他：「那麼我們要怎麼治療呢？」

他帶著一絲憐憫看著我說道：「孩子，這是醫不好的。你有的是八十歲人的脊椎，對這種情況，我們無能為力。我們會讓你服用一些藥物來控制病況，但是你必須要學著跟它共存。我很遺憾是這樣的結果。」

我既洩氣又困惑地離開了醫師的診間，而在接下來的幾天、幾個星期和幾個月，我的情況越來越糟。

那絕對是我人生中最黑暗的時期。我當時還在上大學，可是因為我變得很難自由行動，因此只能不斷地退選課程。只要我站起來之後，我可以沒有問題地行走一會兒，可是每當我坐下來或躺下來，想要再站起來，我就必須要面對一種情況，最好的形容就是我的腿彷彿受到電擊，強烈到會讓我的身體抽搐。這不僅讓我尷尬和痛苦，甚至讓我想到要站起來就害怕。

如此過了兩年半，我增加了約五十磅的體重。我遵照醫囑，臥床休息和盡量不要活動，所以體重就不斷攀升，繼續吃大學生的標準飲食，以及熬夜玩「勁爆美式足球」電玩（Madden football video games）。（順帶提一下，我變得超會玩這款電玩。）

我繼續指望接下來看的醫師能給我希望，但是希望總是落空。每次的情形都一樣：吃藥、臥床休息、我很遺憾發生這樣的事。直到有個夜晚，一切都改觀了……

第二次機會

在一房一廳的大學公寓裡，我手上握著藥瓶坐在床邊。我每個晚上都要服用這種特定藥物才能好好睡上一覺，否則的話，就算只是在床上翻身，我可能都會痛到醒來。

我瞪著手上的藥瓶，腦海中卻猛然出現了祖母的容貌……

她總是對我說我有多特別，也會對別人說我將來會跟母親一樣了不起。他們都相信我，可是我卻早已不再相信自己。

就是在那個時刻，我才理解到自己把所有的希望都放在醫師身上；儘管他們都立意良善，但是經驗這一切的人是我，因此我有多大的能耐並不是他們說了就算。

就是在那個時刻，我的人生改變了。我在那個時刻決定要讓自己好起來，而許多人都不曾真正做出這樣的決定。很多時候，我們都在希望、盼望，或者是試圖讓情況好轉。即使是在我們祈禱的時候，其中也欠缺了讓禱告成真最重要的機能，那就是我們的信念。

英文的「*decision*」（決定）的字源是拉丁文的「*de*」和「*cider*」；「*de*」意味著「取自」，「*cider*」意指的是「切除」。因此，當你針對某事做出真正的決定時，你切除所有可能發生的事，而只保留下那件要做的事。除了你決定要做的事之外，別無其他選項。接下來無論發生了什麼，你都必須要盡己所能且千方百計地讓願景成真。我的願景就是健康。

轉危為安

我生來就是一個性喜分析的人。我想要知道某個事物是如何發揮功效，而不單單指望它有效果的事實。我不只是仰賴新的決定和靈感，而是訂定了含有三項具體事物的計畫。

我突發奇想去詢問了最初診斷我的那位醫師，想知道自己的狀況是否與飲食有關，還是說不同的運動方式可能會有所助益。他彷彿我是外星人般地看著我說道：「你的狀況絕對跟你現在吃的東西無關。運動也不會有什麼幫助。」他接著就開了一些要我服用的藥丸。我對此完全無法接受。

如果我每天都要吞下這些藥丸，我每天往嘴裡塞入什麼東西當然有關係！所有進入我身體的東西都很重要！

就是憑著這個直覺，我決定要改變飲食方式。但是讀者可以想像，我的味蕾最愛甜甜圈和披薩，因此這可不像是去公園散散步一樣簡單。我必須要化繁為簡，因此就只做我知道可以做的事：我不再吃速食，並且開始自己準備飲食（不過就是升級食材的品質）。

我不再食用從速食店買來的漢堡、薯條和碳酸飲料，轉而購買草飼牛肉和有機烤箱版薯條，還會放入我真的會吃的蔬菜來當配菜（通常是不加起司的青花菜）。不再喝碳酸飲料和奶昔之後，我開始就像是有人付錢要我喝一樣地改喝水。

因為這些小小改變，我注意到身體出現了明顯的變化。發炎情況減輕了，更有精力，而且體重計指針指向了睽違多年的方向。

這樣的改變之所以會有幫助，那是因為傳統豢養的牛隻吃的是穀物、玉米和大豆，而這些都被證明了其組織中具有較高含量的 omega-6（促進發炎反應）脂肪酸和較低含量的 omega-3（抑制發炎反應）脂肪酸。陸陸續續的研究也都指出，因為這些牛隻有較多的疾病，因此普遍做法就是會在豢養的飼料中加入抗生素，更別說往往為了乳品或肉品產量而添加的激素。

這聽起來很正常嗎？

牛是經過了千年的演化而吃草的反芻動物。草就是牛的食物。沒錯，牛確實可以吃一點其他的東西，但是一旦天然與非天然食物的餵養比例失衡，牛就會像人一樣開始出現病症。人接下來又反過來吃下來自這些動物的製品。讀者應該可以看出這其中問題之所在。因此我們應該要謹記：不僅是「人如其食」，而且「人如其食所食」。

我發狂地研究，想要找出脊椎的骨骼和椎間盤是由什麼所組成，以及該如何保健它們。我開始研究起健康而不是疾病，並且對於自己的發現感到震驚。諸如含硫胺基酸（sulfurbearing amino acids）、多醣類（polysaccharides）、鎂（magnesium）、二氧化矽（silica）、甚至連維生素C等等，都對我的組織健康至為重要。我從速食為主的飲食中卻攝取不到任何這些東西。我的飲食中最接近的是一些用巴斯德殺菌法處理過的花俏果汁或牛奶，裡頭添加了「強化」維生素C或鈣。而這意味著是後來以合成方式再把營養素添加回去，因為高溫殺菌的處理過程已經破壞了正常情況下所含的許多營養素。

自從升級食材品質之後，我知道了哪些食物富含這些營養素，而且如果我不喜歡吃的話，我就開始把它們榨汁或打成美味的蔬果昔。

很重要的是要了解到，你要為身體提供重建時所需的原料。若是沒有提供身體組織再生所需的營養素，它又怎麼能完成工作呢？我面對的是身體的慢性退化，能夠活到十五歲才明顯出現問題，可以說是奇蹟。我欠缺了許多身體所需的東西，以至於無法再維持健康，除非我能夠改變飲食方式。不過，我需要改變的不只是食物而已。

整合

當飲食導向正軌之後，我也再度開始運動。我並不是瘋狂地運動，而是慢慢來，做到每天都有進展即可。我從騎健身車開始，然後漸進到步行、適度慢跑，再度開始舉重，直到終於可以做更多「正常的」活動。身體確實需要活動才能自我療癒。即便我們已經從日常飲食攝取了許多強力營養素（就是我當時所做的），但要活動身體來促進這些營養素的吸收。

為了弄清楚這到底是如何作用，我偶然閱讀了一份有關賽馬的研究。如果一匹賽馬骨折了，就可能會因此而必須讓牠安樂死，所以改善馬匹的骨質密度是一種既得利益。在這一份特定研究中，研究人員發現在馬匹的正常飲食中添加補充品，只會增加微不足道的骨質密度；然而，除了補充品和正常飲食之外，倘若帶馬匹出去走動的話，研究人員注意到馬匹的骨質密度就會大幅提升。

我明白了！吃真食物（real food）加上運動會大幅提高達標的機會。但是其中還是少了個什麼……

當我開始照料和關注多年來早已渴求愛護的身體，自然而然開始早睡早起。我注意到的第一件事就是，隨著情況有所改善，我對生活再度感到興奮；第二件事則是我的身體真的需要睡眠，而這是因為身體所造成改變的緣故，這都要感謝我在白天所做的運動和攝取的營養。我開始了解睡眠是多麼重要啊，但是要等到多年以後開始進行臨床實務時，我才能夠真正領悟睡眠的強大力量。

讀者閱讀本書會了解到，身體其實是在睡眠時間進行極大部分的療癒工作。我發現良好的睡眠可以大大改善健康和身體。如此一來，這就完備了改變我一切的三大支柱：適當的營養、適當的運動和適當的睡眠。

自從坐在床邊做下決定的六個星期之後，我減重了十二．七公斤，我的精力狀態有了大轉變，而最重要的是，我在過去二十一年半每一天都要忍受的疼痛消失了。

我對此甚感震驚。說真的，怎麼會這樣呢？但是仔細回想我所做的一切，這其實合情合理。身體的運作基礎確實就是「不使用就荒廢」為基礎。如果你的手臂上了石膏固定，那隻手臂的肌肉和組織就會萎縮。至於我呢，我全身先前都打了石膏固定——那無非是座心理監獄，我束手無策且很少活動，因為我很怕動。

然而，當我拋開恐懼，執行了我的基因預期我做的事情，並且為身體再次負起責任，我就打破了石膏，而這不只讓我的生活回復了，而且擁有了更美好的生活。

好事的開端

我在那段時間仍在大學就讀，而我的教授和同學都不約而同開始詢問，想知道我到底做了什麼。我記得有次要離開教室時，課堂教授叫住我，他直視我的眼睛問著：「發生了什麼？你看起來竟然這麼健康！」彷彿是我出了什麼意外似的。

我看起來不只是體重減輕了，更是健康到容光煥發。我的皮膚發亮、身強體健，行走間還展現了以前少見的自信。我的舉手投足間之所以會充滿自信，那是因為我能走路——而且我理解到永遠會有扭轉乾坤的契機。

從我最初做下決定的那一刻算起，大約九個月之後，我回去找最後一位幫我看診的醫師，又做了一次脊椎掃描。他拿起了掃描片，手抵著下巴站著、端詳了如同永恆般那麼長的時間。他隨後轉身對我說：「不管你做了什麼，繼續做下去。我的朋友，情況看起來很不錯。我從來沒看過像這樣的好結果。」我的兩處椎間盤突出（位於腰椎第四節〔L4〕和第五節與薦椎之間〔L5/S1〕）已經自行歸位，而且我背部的椎間盤又有點「潤滑」了。

離開診間的我儼然重獲新生，明白自己所經歷的這一切都是為了更大的目的。

大學裡的同學、教授和職員紛紛開始向我求助。我的事業真的就是由此誕生。我取得了肌力與體能訓練的教練執照，並且盡可能把剩餘的大學課程都改修與健康有關的課。

從那時起，我有機會與好幾千人進行一對一的交流，現在也直接透過書籍、課程、主題演講、工作坊和排名第一的個人 Podcast 接觸了好幾萬人，可以說人數每天都在增加。我對自己的經歷心懷感激，沒有任何東西可以與之交換。艱困的時刻有時可以讓我們破繭成蝶。我的經歷讓我得以幫助許多人的生活。老實說，感激一詞並不足以表達我內心的感受。

我之所以想跟讀者分享這個故事，是因為我從中獲得了許多寶貴經驗。首要就是做決定。真正承諾投入某件事可以帶來某種力量。當你汲取了本身就擁有「無論發生什麼，沒有什麼可以阻擋我！」的力量，你會發現自己可以做出驚人改變。不論是改善睡眠或生活中的其他領域，儘管可能會出現挑戰，但是你永遠可以善用決定的力量去找出度過難關的方式。

第二就是有關營養、運動和睡眠的力量。你確實能夠決定組成細胞和組織的物質。你決定餐盤中要放入什麼食物，這不只是影響了你，更會影響你全身上下每一個部分。權力是操之在己的。

運動並不是為了要有平坦腹部和六塊腹肌。當然，這些也可以囊括在內，但是運動的重要性絕不僅於此。運動能夠大幅增加營養的吸收，更重要的是有助於身體代謝廢物、促進淋巴系統循環，以及排出有毒廢物。

更確切來說，這其實是攸關活動，而不只是運動而已。運動是人們每天通常會做個一小時左右的事情，那麼另外二十三個小時呢？比起不運動的人來說，每天運動一小時的人也不過是提高百分之四的活躍度而已。當然，這百分之四的差別很重要，但是決定過著充滿活動和健康的生活，這在現在不再是可有可無，而是體內基因預期你要做的。

睡眠是力量的加乘因子，只要你能一夜好眠，就能夠以驚人的方式去強化你從飲食和活動中獲得的益處，而這就是本書主旨所在。

讀者將會在書中找到臨床證明的策略，而無數人們都已受益而獲得生命中的最佳睡眠。讀者會確實了解睡眠的寶貴價值，影響到的不只是身體和健康，還有人生的圓滿成功。睡眠品質和生活品質息息相關。當讀者以自己的方式追求圓滿人生的時候，學習如何睡得更聰明將是彌足珍貴的事情之一。這本書將讓讀者擁有許多一夜好眠的時光，以及許多身體健康和萬事順遂的日子！

導言

睡眠就是我們的祕密配方。

你的心理、情緒或生理每個面向的表現通通受到睡眠品質的影響。

當今生活步調快速的世界所面臨的最大挑戰就是，幾百萬的人口都長期睡眠不足，蒙受睡眠品質不佳的危害。

睡眠剝奪（sleep deprivation）也會造成很糟的後果，像是免疫系統失靈、糖尿病、癌症、肥胖、憂鬱症和記憶喪失等等，而這些只是其中少數例子。大多數人都不知道，持續的睡眠問題也是他們正經歷的疾病和外觀問題的導火線。

根據研究顯示，就算只是歷經一晚的睡眠剝奪，你的胰島素阻抗（insulin resistant）就會如同第二型糖尿病的患者一樣，而這可以直接解釋為加速老化、性慾降低和囤積更多你不想要的體脂肪（哎呀，希望這不是真的！）。現在開始想像這樣的情況延長好幾個星期、好幾個月，甚至是好幾年，你就可以開始了解缺乏睡眠何以會是相當嚴重的問題。

根據刊登於《加拿大醫學協會期刊》（*Canadian Medical Association Journal*）的一份研究，睡眠剝奪和人體無法減重之間有著直接關聯性。研究的受試者都採行相同的運動和飲食，但是比起每晚睡眠超過八小時的對照組來說，隸屬睡眠剝奪實驗組的受試者（每晚的睡眠少於六小時）減少的體重和體脂肪卻始終較少。難道說優質睡眠是營養和聰明運動之外所欠缺的要素，而這可以幫助你一勞永逸地甩掉脂肪嗎？

在本書第十一章和第十三章中，我們會探討睡眠與體脂肪的關聯，以及有助於你達到人生中最佳體態的具體策略。讓我們拿出祕密配方吧！

其他研究也顯示，睡眠剝奪會助長癌症、阿茲海默症、憂鬱症，甚至是心臟疾病。《睡眠期刊》（*Sleep*）就引用了這樣的一份研究，該研究以十四年的時間追蹤了九萬八千人，結果發現每晚睡眠少於四小時的女性，可能因為心臟疾病而提早離世的機率為兩倍之多。

這並不表示男性可以高枕無憂。男性死於心臟疾病的可能性更高，而一旦其中參雜了睡眠剝奪的話，那情況就真的麻煩了。根據世界衛生組織（World Health Organization）追蹤了六百五十七位男性長達十四年的一份研究報告，結果發現在研究期間，睡眠品質不佳的男性發生心臟病的可能機率是兩倍，中風的可能機率則是四倍。

心臟疾病是當今世界的頭號致命疾病之一，因此掀開睡眠剝奪的面紗，並揭露其何以是許多人類健康問題的一部分，可能就是找出解決之道的重要步驟之一。

請記得你其實並不孤單

就目前的情況來說，百分之六十的美國人表示自己每晚（或者至少是隔晚）有入睡的困難。失眠是已開發國家整體而言的一個普遍狀況。證據顯示，相較於一個世紀以前，現在西方國家人民每晚睡眠時間平均減少了一個半小時到兩個小時。這已經成為一種長期問題，人們不知何故竟然「忘記了」要如何做生而為人自然會做的事。

經過了近十年的臨床實踐，我自己才想要仔細了解睡眠。日復一日，我看到了有人採行我的營養和健康的建議而達成了難以置信的成功案例。我對此相當欣慰，也為我的客戶開心，但是有件事情對我而言依舊宛如芒刺在背。

有些人似乎做對了一切事情，但卻仍然無法達到其他人的成效，我對此似乎就是無法忘懷。他們有極佳的飲食，也會運動（通常是運動過度），可是好像就是無法優化激素功能、平衡血糖濃度，減輕體重，或是達到任何主要目標。他們的熱情與堅持不過是無用的鍛鍊，終將使他們陷入一種「習得性無助」（Learned Helplessness）的境地，或者是乾脆放棄。

我多年來都無法揭開謎底，最後就決定進行更深層的分析，檢驗了可能會涉及其中的日常生活型態因素。

都是基因惹的禍

許多人在不知不覺中接受了遺傳控制（genetic control）的說法——基本上就是相信基因控制了有關我們的一切：我有心臟疾病的基因；我有關節炎的基因；我有強大的肥胖基因，所以我永遠穿不了緊身牛仔褲！

雖然基因對我們的健康影響巨大，但是故事的始末絕對不是止於基因。表觀遺傳學（epigenetics）是正在蓬勃發展的科學領域，以全新的角度檢視了人類的基因表現。英文字首「epi」意思是指在上方。（因此，人的「epidermis」〔表皮〕指的是「dermis」〔真皮層〕之上的一層皮膚，也就是皮膚的最外層。）表觀遺傳學因而檢視的是遺傳控制之上的東西，並且有著饒富興味的發現。

結果顯示，有違於許多人曾相信的說法，人體的基因其實並不會直接控制個人的健康、外表和個性。我們的基因有點像是一張藍圖，但是藍圖之中有著各式選項，以供我們選擇來建構出自己的結構。耗費數千小時基因研究的結果發現，人類集體共有兩萬到兩萬五千個相同的基因，但是也就僅限於此！

這個數字已經從原初預估十萬多個的相同基因有了巨幅修正，而且隨著基因探究方法的進步，這個數字很可能會繼續調降。如此一來就讓我們不禁懷疑，如果所有的人類最多只擁有兩萬五千個的相同基因，到底我們的外表為何會有如此不同的變化？健康狀況為何如此不同？而且生活方式為何會各不相同？

簡單地說，我們的環境、生活方式和（不論是有意識或無意識之下）所做的決擇，都決定了我們在生活中的每個時刻所表現出來的是哪些基因。所有人都擁有疾病的基因，但是有些人卻終身不會罹病。所有人都擁有最佳健康和正常功能的基因，但是有些人卻難以將其化為現實。

今日的我們需要培養能力才足以明白，我們事實上對於自己的健康好壞具有巨大的影響力。只要思考一下，這根本不是什麼新的看法。我們都知道不要每天抽一包菸，個人就可能會變得更加健康。個人抽菸習慣的結果所造成的生理變化是不同的基因表現，甚至是一種基因突變，而其原因就是個人決定要每天抽菸。真的，最糟糕的結果看來就是如此。

我們自己也知道攝取的食物能夠徹底改變我們的外表和感覺。營養基因組學（nutrigenomics）是現在全然蓬勃發展的一個科學領域，專門檢視個人所吃的每一口食物對於基因表現的影響。讓我們把表觀遺傳學的這份理解擴展到睡眠領域，那影響個人的外觀和感覺最深遠的可能就是本身的睡眠品質了。

《現今神經學和神經科學報告》（*Current Neurology and Neuroscience Reports*）刊載的一份研究得知，睡眠對於人類的DNA和RNA（ribonucleic acid，核醣核酸）的功能具有巨大的作用。這份報告指出「這些表觀遺傳機制顯然是由晝夜時鐘所調節」，這概述了個人的睡眠會決定其身體從本身表現出的「複本」（copies）品質。睡眠能夠決定你的身體表現出來的性感野獸的細胞，還是大草包的細胞。總之結果是操之在己。

在臨床實務中，我開始為每個人進行分析，幫助他們找出隱藏於目所能及之處的表觀遺傳的影響。我詢問了他們的工作、人際關係，以及他們從早上起床開始、一直到夜晚就寢為止的個人習慣。分析完之後，接著查看血液檢驗和激素檢測結果，有件事就變得格外清楚，就是怎麼做都成效不彰的人都有睡眠或壓力所造成的嚴重問題，而且大多數人是兩者兼具，畢竟睡眠品質不佳通常都與壓力密切相關。

他們可以選擇的壓力管理的實踐方法不下數十種，但是除了老套的「每天睡八小時」，改善睡眠的良方卻是屈指可數。我知道這不是唯一的解決之道，因為好多人每天都有八小時的睡眠，但是醒來仍舊筋疲力竭，行動懶散缺乏活力。這讓我產生了一種使命，想要找出幫助他們的方法，不只是要增進他們的睡眠長度，更要根本改善他們的睡眠品質。當他們開始把這些策略化為行動，一切彷彿是水到渠成，他們先前拚了命想要得到的成效，現在幾乎毫不費力即可達成。我一直很清楚優質睡眠的重要性顯示出了什麼數據，但是親眼目睹這一切則是一個改變人生的經驗。

本書收錄了我的病患所使用的許多經過臨床驗證的策略。有趣的是，重點真的不是我告訴他們要睡得飽，而是要睡得更聰明。他們的睡眠品質有了根本的轉變，進而促使身體、心靈，甚至是人生的成就都出現了徹底的變化。

閱讀本書的收穫

生活在工作過度和休息不足的社會之中，我們的當務之急是關注那些因為沒有得到所需的睡眠而出現的相關問題。雖然這本書會談論睡眠問題的負面影響，但是重點是在於個人可以用什麼方式來改善睡眠，就從闔上書頁的當晚開始，並在這些慢性問題尚未現形之前就防範未然。

可是工作的表現該怎麼辦呢？生產力和完成工作又當如何呢？一時之間，我們可能會認為，做更多的事和減少睡眠就可以讓我們更快達到目的。但是這方面的研究提出了毫無爭論餘地的結論：只要睡得不好，人的反應就會變慢、創造力減弱，以及感到壓力更大，因而表現不佳。重點就是，睡得不好的人只會運用到自己一小部分的能力。我們會在本書第一章對此詳談，因此請耐心期待，到時我會提出睡眠（或缺乏睡眠）對於腦部影響的重要資訊。

有句愛爾蘭的古老諺語是這麼說的：「開懷大笑和一覺好眠是治癒一切的妙方。」我對讀者保證，這本書將會提供實在且可行的策略來幫助大家睡個好覺。你會笑著讀完，然後思考和計畫，並且把這些策略付諸實踐，看到實行成效所帶來的人生轉變。

你本當擁有健康、快樂和圓滿的生活。獲得良好睡眠正是其中不可或缺的一環，而這本書將會是助你達標的祕密配方。

讀者會得知二十一個經過驗證的策略，可以用來立即改善睡眠品質。根據個人的特定目標和生活型態，讀者可以採行其中一個或全部的祕訣。在書末。讀者可以取得一份特別編製的「十四天睡眠改造計畫」，協助大家統合一切來獲得最佳成果。

威廉·德門特醫師（William Dement, MD）是睡眠研究的先鋒和領導權威，他曾經說過：「除非你擁有健康的睡眠，不然你稱不上健康。」

這句話實在是說得非常中肯，而本書中的二十一個策略正有助於讀者在未來擁有良好的睡眠。

睡得更聰明

SLEEP SMARTER

第一章

認識睡眠的價值

這一章的主題有點不尋常，但卻可能是最重要的。許多人之所以會不重視睡眠充足這件事，那是因為他們並非真的了解可以從中得到的益處。一旦人們了解得到優質睡眠的好處，就會自行熱切地實踐書中提到的策略。

所以睡眠到底是什麼？又為什麼很重要呢？

這樣說吧，定義睡眠很像是試圖要定義人生，那就是沒有人全然了解，而且如果你試著去解釋，聽起來會很像是電影《阿甘正傳》中的阿甘（Forrest Gump），而不像是個舉世知名的學者。（人生就像一盒巧克力……睡覺就像假裝死了一樣。）

網路字典百科為睡眠下了如此的定義：身心的一種自然的週期性休息狀態，而在這種狀態下，雙眼通常會闔上，意識會完全或部分失去，以便減少身體動作和對外部刺激的反應。

儘管這個定義看似有點奇怪，但是其中最重要的要點就是，睡眠是身心一種自然的週期性休息狀態。因此如果不睡覺的話，那麼你就是完全不自然的，而沒有人會喜歡不自然的人。

更重要的就是要知道睡眠會給你的巨大獎賞。一般而言，人在醒著時是在進行異化代謝（catabolic，就是分解人體），而睡覺時是在進行合成代謝（anabolic，就是組合人體）。睡眠是所知提高合成代謝的狀態，提升了人體的免疫、骨骼和肌肉系統的成長和回春作用。睡眠基本上就是讓人得以重新打造和保持年輕。

優質睡眠能夠鞏固免疫系統、平衡激素、促進新陳代謝、增強體能，以及改善腦部功能。除非人的身體獲得了適當的睡眠量，否則人將永遠不會（容我再次重申是永遠不會）得到自己想要的身體和生活。

在當代文化中，睡眠根本沒有獲得相當的重視。事實上，我們往往被灌輸的想法是，想要成功的話，就要更努力工作和減少睡眠，反正等到我們死了，屆時就可以想睡多久就睡多久。睡眠沒有受到重視的說法真的還只是保守陳述而已。

努力工作無疑是成功的一大要素，但是能夠聰明地工作也是同等重要的事。現今世界上，許多人都努力不懈地工作，總是處於蠟燭兩頭燒的狀態，因而沒有理解到手頭上的工作品質其實都大打折扣。根據研究顯示，一旦有睡眠剝奪的情況，只要二十四個小時，流入腦部的葡萄糖總量就會減少百分之六。這翻譯成簡單的白話就是：人會變笨。

也是正因如此，只要睡眠不足，人就會想要吃糖果、洋芋片、甜甜圈和其他澱粉類的甜食，而這是因為身體會強迫我們要盡快讓葡萄糖回到腦部。這是我們的基因天生就有的內建的生存機制，箇中原因可追溯至狩獵和採集的年代，缺乏腦力可能就意味著會快速地死於其他捕食性動物之手，或者是實質減弱了自身狩獵和採集食物而得以生存的能力。現在的我們只需輕鬆地去開冰箱拿食物，就可以忽視身體發出渴望更多睡眠的求救訊號，但是這些壓力機制依然完好地在體內運作。

我無法相信自己昨晚做了那些事

從睡眠不足而造成「智力流失」的這個發現中，最有價值的要點就是人體各個部位所減少的葡萄糖是不均等的。當人不睡覺時，大腦的頂葉（parietal lobe）和前額葉皮質（prefrontal cortex）實際上會失去百分之十二到百分之十四的葡萄糖，而我們在進行思考、分辨想法、社會控制和能夠區分是非對錯時，最需要的就是這些腦區。你是否曾經這樣：因為熬夜而做出在頭腦清楚時不會做出的糟糕決定呢？我想你可能有過這樣的經驗。

這並不全然是你的錯。你的大腦不過是被那個比較愚笨（而且比較不吸引人）的你所劫持了。

當睡眠遭到剝奪時，人就會在不知不覺中為自己的意志和生物狀態安排一場鐵籠比賽。當然，你可能會繼續堅持要吃得更健康、做更多運動，甚至是選擇更好的人際關係。但是當你的前額葉皮質區開始停工後，如果你曾經吃過洋芋片、含糖穀麥片，或者是冰淇淋的話，你的大腦就知道可以從這些東西快速找到葡萄糖，以便把葡萄糖運送到需要的腦區。如此一來，你的意志就像是處於柔道十字固的狀態，而整個身體會迫使你去找這些東西來吃。

你也知道接下來會是怎樣的情況，你的手指會因為伸入整袋起司泡芙的袋子而沾滿起司，或者是發現自己低頭望著已經見底的一品脫冰淇淋桶。你是又惱怒又氣餒而開始責備自己，但是卻沒有理解到打從一開始就注定要敗下陣來。當你疲憊時，你其實不是你自己。這麼說吧，你至少不是最好的那個自己。睡眠不足就是會讓你主動處於劣勢。

只要睡得更聰明，你就可以讓自己處於有利的狀態，並且會不假思索地做出健康的選擇。你會從這本書得到許多可行的祕訣和策略，但是我們首先要檢視昏昏欲睡的大腦是如何影響生活的其他層面。

承受考驗

根據美國睡眠醫學學會（American Academy of Sleep Medicine）出版的一份研究，睡眠品質不佳跟狂喝濫飲和抽大麻一樣會影響學業表現。這份研究指出，與擁有健康睡眠的大學生相較，睡不好的大學生很可能會獲得較差的成績，而且甚至會出現課程停修的情況。

睡眠不佳竟然跟狂喝濫飲一樣會減損學習效果，這應是深具啟發的發現。不管我們是在人生的哪個階段，學習絕對是生活的重要一環。我們學習和保有資訊的能力對我們成功可說是至關重要。

不論是在學校或是職場，我們通常會以要把事情做完的名義而犧牲睡眠，但是請切記「工作」和具有實際效率是兩碼子的事。

放棄睡眠絕對能夠讓你做更多的工作，但是卻會連帶犧牲了工作的品質和效率。《刺胳針》（*The Lancet*）刊登的一份研究就檢視了一群醫師，證明了相較於有充分休息的人，睡眠不足的人要多花費百分之十四的時間才能完成工作，並且出錯之處會多百分之二十。我們不只要花更長的時間才能完成相同的工作，更要花上更多的時間回頭收拾自己造成的混亂局面。

如果你懂得在安排時間時最先考量要睡得飽，你就能夠工作得更快、更有效率，而不是行屍走肉般地交差了事。你會更有創意和活力，並且更能夠運用到專司解決問題的腦區。按照等到死後再睡的文化觀念生活的話，只會讓那一天提早成為現實。當你還想要享受人生時，睡眠剝奪對腦部的影響只會讓生活變得困難重重。

你的大腦需要康復治療

自從人類歷史有文獻記載以來，哲學家和科學都在假定睡眠的真正目的，因為我們在睡眠時會進入一種奇特狀態，對於周遭世界沒有意識，成為我們最容易遭遇危險和掠食的時刻。從演化的觀點來看，你可能會認為既然睡眠讓我們更難以生存，我們應該要演化成不睡覺才對。

然而，研究卻發現到，睡眠實際上是人類之所以能夠成長和進化到現有極好層次的原因。睡眠並不是人類進化的障礙；睡眠一直是人類進化的催化劑。

人腦是地表上最強大的結構體，讓我們得以建構身體，建造摩天大樓——製造汽車和太空船——開啟科技的力量而創造出網際網路，以及發現DNA的力量來了解生命的奧祕。人腦能夠向外思考任何新環境、分析過去、預測未來，且能創造出無限的策略以便達成使命。

數十億的腦細胞也控制著身體的每一個功能。我們必須了解，每個腦細胞都能夠做整個身體在做的事。這些細胞會吃、會溝通、會繁殖，甚至會產生廢物。科學家已經發現，與我們亟需優質睡眠最有關聯的事情之一就是這個移除廢物的過程。

你的身體擁有所謂的淋巴系統，那基本上是細胞廢物管理系統，專責排除代謝廢物和毒素，以維持人體健康。然而，淋巴系統並不包含大腦，這是因為大腦是個封閉系統，什麼可以進入、而什麼不可通過是由血腦障壁（blood-brain barrier）來控管。可以這麼說，嚴格守衛大腦的是能夠老早就識破假證件的細胞保鑣。

科學家發現大腦實際上有獨特的廢物清除系統，其作用類似淋巴系統，也就是所謂的膠狀淋巴系統（glymphatic system）——其英文是在「*lymphatic*」字頭添加了「g」，藉此特別向大腦控管廢物清除的膠質細胞致意。

人腦的所有動態功能會產生許多廢物，而這些全都需要移除。移除這些廢物實質上可以讓腦部有空間來進行新的成長和發展。移除與回收死亡的細胞、排除毒素，以及排出廢物，這些都對腦的功能至關重要。

在美國羅徹斯特大學醫學中心（University of Rochester Medical Center）的轉譯神經醫學中心（Center for Translational Neuromedicine），研究人員已經確切地找出睡眠如何與這一切有所關聯。人在睡眠期間的膠狀淋巴系統會比清醒時活躍十倍。與此同時，腦細胞的大小會在睡覺時縮小約百分之六十，以便讓大腦更有效率地移除廢物。

因為人的腦部在清醒時是如此活躍（學習、發展和幫助人展現最棒的一面），因而會不間斷地累積許多副產品，而這些副產品主要都是要透過睡眠的恢復力來加以移除。

一旦廢物移除系統出現堵塞，情況很快就會變得很糟。如果你的睡眠不佳，也會出現相同的情況，你的膠狀淋巴系統就無法完成分內的工作。事實上，當腦部喪失移除有害廢物的能力，這被認為正是引發阿茲海默症的根本成因之一。

切勿忽視睡眠

對於你為何從今天起要把睡眠列為首要優先項目，我們到此才談論了一小部分的原因。永遠要謹記睡眠的價值。當你有了所需的睡眠，你就可以有更好的表現、做出更明智的決定、擁有更健康的身體。睡眠絕非是你需要迴避的障礙，睡眠是身體需要促進激素功能的自然狀態；修復肌肉、組織和器官；讓你遠離疾病；以及讓你工作時能保持最佳精神狀況。成功的捷徑絕對不是忽視夢鄉。當你適當地休息之後，你才能工作得更投入、更有效率、完成更多的任務。

睡眠的活力祕訣 #1

當你知道即將有個重大的工作、計畫或活動，請拿出一份行事曆，開始事先規畫如何才能讓自己在這段期間有理想的睡眠時數。很多時候，該做的就是制定時間表這麼簡單的事，但是因為這實在是太簡單，以至於人們大多會忽略要這麼做。

如果這件事對你很重要，你就把它排入行程，並且要盡可能地按表操課，知道只要有充分的休息，就能把工作做得盡善盡美且更有效率。我們通常之所以會犧牲睡眠以便塞入更多的工作，就是因為缺乏有效率地事前規畫。充滿智慧的班傑明．富蘭克林（Benjamin Franklin）曾如此說過：「沒有做好準備，那就準備失敗。」

睡眠的活力祕訣 #2

開始轉換對睡眠的看法。不要把睡眠看成是要迴避的障礙（是自己「必須」做的事），開始把它當作是要犒賞自己（是「獲准」做的事），享受整個過程。

真正的改變始於自己在認知上的簡單改變。開始把睡眠看作是對自己的無限寵愛，就像是讓感官愉悅的點心、令人放鬆的按摩、是與心儀對象的興奮約會，或者是真心期盼的某個事物。「我今天晚上跟睡覺有個刺激的約會，我們真的要好好大幹一場！」開始放下攸關睡眠的壓力，讓自己好好享受一番。你在生活中已經工作得夠辛苦了，犒賞自己一夜好眠吧，那是你本該得到的。

至此，我們已經深入了解了睡眠之所以如此寶貴的原因，是該開始深入談論如何睡得更聰明的具體細節了。你即將擁有一些強大的工具和祕訣，只要善加運用便可以一輩子夜夜好眠。就讓我們開始吧！

第二章

白天多曬點太陽

想要一夜好眠就要從早晨醒來的那一刻開始做起。人類已經演化出可預測的晝夜節律，始終控管著我們的睡眠週期。睡眠週期又稱為晝夜計時系統（circadian timing system），其深受白日所獲得日照量多寡的影響。

多曬點太陽有助於夜晚睡得更好，這或許跟你預期的想法不一樣，但是科學證明事實上就是如此。

人體的晝夜計時系統並不是虛幻飄渺的東西；這個系統是真實內建在體內的全天候生理時鐘，跟人們的手機或腕錶的時鐘並沒有什麼不同。人體的設計會在每天某些時刻分泌特定的激素。這個晝夜計時系統搭配了定時分泌的激素，如此一來就有助於控管消化、免疫系統、血壓、脂肪利用、食慾，和心智能量等許多事物。

人體的晝夜計時系統是由視交叉上核（suprachiasmatic nucleus，位於腦部下視丘〔hypothalamus〕的一小群神經細胞）所調節。下視丘被認為是人體激素系統的中樞腺體，並作為中樞生理時鐘而控制了人體的飢餓、口渴、疲倦、體溫和睡眠週期。因此一談到睡眠，我們很清楚自己需要讓大腦能夠確實運作。

那麼早晨的陽光又如何能改善睡眠呢？光線會

人體的正常晝夜節律

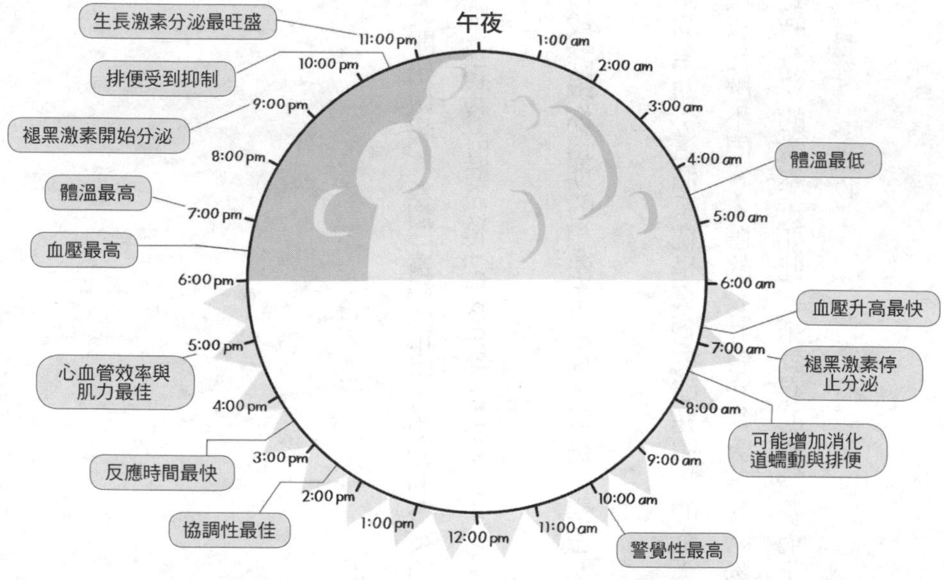

此圖顯示了個人約從晚上十點睡到隔早六點的正常晝夜節奏

實際把信號傳遞給下視丘，使得所有相應的器官和腺體變得機敏而「甦醒」。光照量（具體說來是日照量）會促使人體分泌出最佳濃度的日間激素和神經遞質（neurotransmitters），以便能夠調節人的生物時鐘。倘若白天的光照量過少並且夜間的人造光照量過多，就會較難在夜晚安眠。光照量影響最重要的人體化合物就是強大的神經遞質血清素（serotonin）。

一日之計在於晨

一般認為血清素有助於帶來幸福安康的感覺。因為血清素對情緒和認知具有極好的影響，許多抗憂鬱藥物因而都著重在血清素的功用。還有一點很重要，就是血清素對調節人體生物時鐘有著關鍵作用。

大多數人大概都會驚訝，其實大約有百分之九十五的人體血清素都是在胃腸道。血清素的分泌並不會神奇地自然發生，其不只會受到飲食和活動量的影響，同時也會受到個人自然陽光的日照量所影響。

眼睛有著特殊的光源受體，會把訊息傳達到腦中樞（也就是下視丘所在之處）而促使更多血清素的分泌。只要我們與大自然同步生活，生理時鐘處於正確時辰的狀態，這就會日復一日地發生。然而，倘若我們的生理時鐘出了問題，並且沒有得到足夠的日照量，我們的血清素分泌——還有我們的健康——就會受難。

臨床心理學家傑佛瑞・羅斯曼博士（Jeffrey Rossman, PhD）在《身心的解憂之道》（*The Mind-Body Mood Solution*）一書中指出：「許多人都沒有意識到我們都光照不足，並因之而蒙受痛苦。因為我們的眼睛非常能夠適應光線亮度的變化，以至於我們往往忽略了自己在室內實際上並沒有照到什麼陽光。與豔陽高照的戶外光線相較，一般室內光線的亮度要暗上一百倍。即使是多雲的日子，戶外光線也要比室內光線明亮十倍。」

既然如此，當幾百萬的人們都是認證過的辦公室辦事員，鎮日被困在辦公桌前，我們應該如何因應這樣的訊息來採取行動呢？而這樣的訊息跟我們到底有多大關係呢？

針對上白天班的辦公室員工的睡眠品質，最近有份研究透露一些令人震驚的結果。相較於工作時直接坐在窗邊的辦公室員工，那些不靠窗員工的自然光照量會少了百分之一百七十三，並導致每晚的睡眠長度會平均少了四十六分鐘。睡眠不足的結果就是員工表示自己的身體出現更多毛病、更缺乏活力和睡眠品質更差。

有較多自然光照量的辦公室員工則往往較為好動和快樂，並擁有較高的整體生活品質。看來血清素發揮了作用，不是嗎？沒錯，而且這不過是其中一小部分的作用而已。

血清素不只是根源於腸胃道中，也出現在血小板、中樞神經系統，甚至是皮膚。我們已經在人的角質細胞（keratinocytes，為主要的皮膚細胞類型）發現了血清素和血清素轉運體（serotonin transporters），並且深受日照量多寡的影響。當皮膚吸收了陽光的紫外線，就會自動促進維生素D和血清素的分泌。維生素D也與睡眠的健康密切相關（本書第七章會對此討論），但是血清素對睡眠的作用則是再怎麼強調也不為過，而這是因為血清素的分泌確實能讓人睡個好覺。根據美國實驗生物學聯會（Federation of American Societies for Experimental Biology）的專家說法，人類皮膚能夠分泌血清素並將之轉化為褪黑激素（melatonin）。

醇美的褪黑激素

想要有極佳睡眠，褪黑激素說真的才是真正的主角。血清素說穿了是幫褪黑激素敲邊鼓的二流角色，以便讓細胞群做好準備，敦促每個細胞加入產生極佳睡眠表現的行列。情況該是這樣：「你有沒有看到褪黑激素在昨晚的表演嗎？沒有，我一覺到天亮！」

褪黑激素是由人體的松果體（pineal gland）和其他組織所分泌，傳送出讓人準備就寢的信號給細胞。一旦天黑了，褪黑激素就會自然分泌，但是倘若我們沒有在正確時刻獲得適量的光照，那就真的會搞砸了褪黑激素的分泌。褪黑激素說真的並不是「睡眠激素」，也就是說並不會直接讓人入睡。不過，褪黑激素絕對可以被視為「讓人一夜好眠的激素」，這是因為它能幫助身體創造出讓人得到極佳睡眠的最佳狀態，藉此改善睡眠品質。

有些研究人員相信褪黑激素與老化有關。例如，幼童擁有最多的夜間褪黑激素分泌量，但是隨著人的年紀增長，分泌量就會逐漸降低。所以褪黑激素與青春和活力有關聯，而且會隨著年華逝去而減少。只是這是自然的現象，還是我們不遵循睡眠週期所造成的結果呢？

就算褪黑激素的分泌量會隨著年紀增長而自然減少，但是只要能夠睡得更聰明，我們就可以避免急遽減少的情形，並且一生中能有更多睡得像嬰兒般香甜的時光。請謹記這一點：褪黑激素的製造和分泌都深受光照量的影響。陽光提供了人們所需的自然光譜，有助於協調褪黑激素的生產週期。簡而言之，只要我們能在白天獲得更多日照量，並在夜間減少光照量，我們就開始掌握了確實奏效的神奇睡眠處方。

皮質醇：醜小鴨是天鵝

另外一個重要的日間激素就是讀者近來可能常常聽人提起的皮質醇。皮質醇之所以會在今日健康問題方面如此熱門，那是因為它號稱是「壓力激素」，但這是有待商榷的。在人體分泌和循環的五十多種激素當中，皮質醇就是被點名的問題兒童。

皮質醇會讓人肥胖！皮質醇會讓人體激素分泌困難！皮質醇會讓最喜愛的電視節目停播！如果我們能夠擺脫皮質醇的話，一切都會好起來了（終於又可以看到美國演員大衛·赫索霍夫〔David Hasselhoff〕重返螢光幕了）。

事實是皮質醇其實一點都不壞。皮質醇對人體擁有最佳健康和效能是相當重要的。人體會生產皮質醇有其原因。因此，真正的目標絕不是盡量不要有皮質醇，而是要有健康的皮質醇分泌節律，以便讓你在需要的時候得到想要的結果。

這可能不符合現今對皮質醇的流行說法，但是它對人體其實算是個超級英雄。皮質醇不僅能讓人擁有起身四處活動的精力和熱情，也能讓人保持清醒和警覺心，促使我們每日充滿力量、專注力和活力。因此，皮質醇並非不好，而它之所以不好，其實是在它分泌過多或過少時所產生的問題。

自然療法醫師艾倫·克里斯汀森（Alan Christianson, NMD）是《紐約時報》暢銷作家，他在《腎上腺重啟飲食法》（*The Adrenal Reset Diet*）一書中說得很好：「皮質醇是腎上腺分泌的一種激素，用於管理身體的日常節律。不妨把它想像成是人體內建的咖啡壺。你之所以會在早晨甦醒，那是因為你的腎上腺剛剛煮好了一壺新的皮質醇。而當它在晚上關機之後，你才得以入睡。」

皮質醇對睡眠的晝夜計時系統是至關重要的。從以下圖表就可以看出來，人在早上的時候會增產皮質醇，目的就是要喚醒人體，讓人變得活躍和開始享受生活。接下來可以從圖表上看到，隨著一天過去，皮質醇會自然減少，到了晚上

皮質醇的晝夜分泌節律

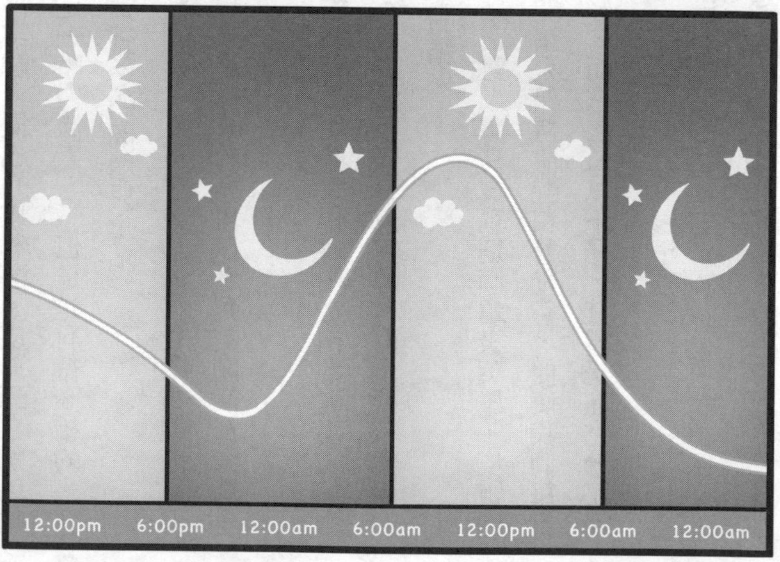

幾乎歸零以便讓人可以一夜好眠。這就是正常的皮質醇分泌節律，但是我們都知道，現代人的生活根本談不上正常。

有些人是這樣過生活的，皮質醇該低的時候卻處於分泌高峰，而該分泌旺盛時卻處於低點。累到睡不著正是對這種人恰如其分的描述。明明夜晚時生理上已經疲憊了，卻似乎處於最有警覺的狀態。而在早上應該精神抖擻時，卻幾乎無法讓自己起床做事。如果這對你來說很熟悉的話，那麼本書描述的策略將會助你一臂之力，以最有效的方式來改造你的睡眠。

還有一點尤其重要，那就是皮質醇和褪黑激素具有某種逆向關係。基本上，皮質醇上升時，褪黑激素就會下降；褪黑激素上升時，皮質醇就會下降。若是促進正確的激素在正確時刻分泌，即可自發協助其他激素的正常作用。

至於在白天獲得日照之所以這麼重要，其另外一個原因就是日照能夠促進皮質醇的分泌。再次重申，這是人體進化的正常功能，為的是要喚醒我們，以便在白天積極獲取食物、建造和維護居住地，以及照顧心愛的人。刊載於《臨床神經科學創見期刊》（*Innovations in Clinical Neuroscience*）的一份研究發現了另一個利多作用：與在白天只曝曬在微弱光線之下的人相較，能夠曬到太陽的人到了晚上會大幅降低皮質醇的分泌量。藉由得到更多的日照，人同時設定了正常分泌皮質醇和褪黑激素的節奏速度。

對於陽光會如何影響睡眠和激素的功能，相信讀者都有了全新的認識，日照的重要性因此是不言而喻的。你的基因確實會期望你獲得充足的日照量，以便管理睡眠－甦醒的週期。不過，由於人類現今居住的世界跟人類祖先當時的環境已經截然不同，因此讓我們一起探究該如何安全有效地讓陽光發揮最大效用，進而取得最佳結果。

日照的活力祕訣 #1

談及睡眠的好處，並不是只要是陽光就有同樣的功效。生理時鐘對陽光最有反應的時間是從清晨六點到八點半之間。儘管後來的日照量依舊有益，但是並無法提供相同的效益。當然，這會依據每年的時間點而有所不同，可是一定要養成在每天最佳日照時間去曬點太陽的習慣。

研究顯示，到戶外直接曬太陽至少半個小時的益處最大。而在冬季月份，並不是隨時隨地都可以讓皮膚直接曬到太陽。然而，我們已經了解到，藉由眼睛來獲取自然光線是我們可以善加利用的權宜之計。即使是在陰天，人體同樣可以讓你獲得想要的反應。

日照的活力祕訣 #2

如果你在工作時被困在辦公小隔間的牢籠而曬不到自然光的話，那就要策略性地利用休息時間去曬點太陽。就算是陰天，陽光也會穿透雲層而為你的激素功能帶來正面效應。你可以趁著十分鐘到十五分鐘的休息時間走到戶外或窗邊；或者更進一步，你甚至可以養成到戶外用午餐或開會的習慣。

日照的活力祕訣 #3

只是獲得從窗戶照入的日光可能不是對健康最有益的做法。陽光具有無數足以影響人體的波長，而我們最需要認識的兩個波長就是 UVA（長波紫外線）和 UVB（中波紫外線）。UV 意指紫外線（ultraviolet），而這些太陽光線素為人所知的是會影響人的生理。對人的健康最有價值的是 UVB，是唯一會促發人體生產維生素 D 的波長。

問題是 UVA 的波長要比 UVB 來得長，故而能夠更輕易地穿透各種物質。UVA 可以穿透臭氧層、雲層和汙染物質，甚至不會被過濾掉多少就穿透玻璃。UVB 則無法有效地穿透玻璃，因此抵消 UVA 所造成的潛在傷害就至關重要。這並不是說陽光本身對人有害；這不過是指出我們與陽光互動的方式可能是不健康的。

我們需要 UVA 和 UVB，只是不健康地曝曬在 UVA 之下，主要是會增加罹患皮膚癌和光照性皮膚老化的風險。於白天時多多暴露在自窗外穿透進屋的自然光之下是很棒的事。在此再次重申，眼睛的感光受體會接收到光線，並把訊息傳送到腦部以便優化人體的晝夜計時系統。不過，為了安全起見，最好避免長時間直接曝曬在從窗外照入的陽光之中。

此外，值得注意的是，在每年的某些特定時期，且要依據個人身處於世界的位置，UVB 並不會傳達到人體。一般來說，冬季月份的大部分時間或是全天是 UVB 比較難以傳送的時期。可是還是必須強調這會因你的居住地而異。若想要找出照射 UVB 每年的最佳時間和每日的最佳時刻，請至網址 sleepsmarterbook.com/bonus，然後點選「睡得更聰明」額外資源手冊，即可根據自己所處的位置來查詢相關資訊。

日照的活力祕訣 #4

既然你需要讓眼睛感光受體接收到自然光，以便獲得從本書習知的相關益處，太陽眼鏡因此就像是身高二百一十多公分的 NBA 明星賽的球星，能避免陽光直射你的雙眼。

太陽眼鏡會過濾你所需的光照而確保你擁有健康的激素分泌和睡眠，真的就是如此簡單。不過，事實上，倘若戴的是沒有適當紫外線保護的太陽眼鏡的話，那則會比不戴還要糟。陽光普照之下，人的眼睛自然會啟動保護機制而縮小瞳孔，以防止過多的紫外線進入。但是當你的眼睛戴了人工創造的標準型太陽眼鏡而處於黑暗之中，瞳孔就會張得圓大而接收到可能有害的紫外線。

因此，千萬不要只是為了趕流行而在陽光下戴太陽眼鏡。如果你為了暫時保護眼睛而配戴太陽眼鏡的話，請在購買前核查製造商，確定是真正的紫外線防護太陽眼鏡。這是很重要的，尤其是當你要參與冬季雪上活動，你才不會「曬傷眼睛」，免於罹患俗稱雪盲症的光角膜炎（photokeratitis）。

若是你有著明亮的未來，必須要戴太陽眼鏡，這我可以理解，可是請找出健康的方式來平衡兼顧。

日照的活力祕訣 #5

至於在危急情境，你宛如犯人般被綁在辦公室小隔間，而辦公室則為了模擬陽光而特別設置了燈箱、接光板和其他小器具。這些器具通常是用於治療季節性情緒失調（Seasonal Affective Disorder, SAD），這通常是在較陰暗的冬季月份出現的一種憂鬱症。你也可以在「睡得更聰明」額外資源手冊找到有關最佳光照治療設備的名單。當你需要時，這些器具絕對是可行的「妙招」，只是請記得，你本身比你所知的還要有力量，足以在生活中有所改變而活得更健康，並且獲得所需的日照量。雖然這些器具經臨床證實是有用的，但是即使只是陰天在戶外待上半個小時，你所得到的光照療效都強過使用最好的光箱。

第三章

就寢前要遠離螢幕

若想立即改善睡眠品質，你能做的第一件事可能是要減少每晚盯著螢幕看的時間。電腦、平板電腦、電視和智慧型手機之類的螢幕，都會發出讓人沒有睡意的強烈藍光光譜，造成重大的睡眠問題。電子螢幕散發的人造藍光會促使人體分泌更多的日間激素（如皮質醇），並且擾亂人體準備入眠的自然狀態。

當人近距離盯著電子裝置會受到人造藍光多大的影響，這可能是讓人難以理解的事。當你貼近螢幕，你看到的是一個彩色繽紛的世界，但是只要房間夠暗，離螢幕遠一點，你就可以清楚看見它所發出令人出神的藍光，比其他的色光發射得更遠且更強。這有個好例子就是，當你深夜開車駛過住宅街區時，你看到了從每戶人家的窗戶傾瀉而出的壯麗藍光。你大概會是（a）我想知道他們在看什麼？或者是（b）我想知道他們是不是被外星人挾持了？那傾瀉而出的藍光是如此強烈引人，對睡眠所造成的影響真是難以想像。

美國波士頓布萊根婦女醫院（Brigham and Women's Hospital in Boston）的研究人員已經發現，在就寢前的幾個小時使用發光的電子裝置，會損害人的整體健康、思緒清晰度，以及與日常睡眠節律同步的晝夜時鐘。根據這份研究，相較於分派到閱讀一般印刷書籍的受試者，被指定夜間使用 iPad 閱讀的人要花比較長的時間才能入睡、夜晚較無睡意，而且快速動眼期（REM）睡眠的時間較短。使用 iPad 閱讀的人也會分泌較少的褪黑激素，而我們都已知道這對睡眠品質會有巨大影響；此外，真的值得我們注意的是，雖然這兩組受試者都有整整八個小時的睡眠，可是到了隔天使用 iPad 閱讀的人會比閱讀紙本書的人更感疲倦。

美國紐約州特洛伊鎮（Troy, New York）倫斯勒理工學院光照研究中心（Lighting Research Center at Rensselaer Polytechnic Institute）的瑪麗安娜·菲格羅博士（Mariana Figueiro, PhD）和她的團隊發現，只需睡前使用電腦兩個小時就足以顯著壓抑褪黑激素的夜間分泌。一旦褪黑激素的分泌被打斷了，就會從本質上破壞了正常的睡眠週期。

菲格羅博士同時指出，倘若長期以來都在夜間使用裝置，個人的晝夜節律會因此慢慢崩潰，結果極可能會引發嚴重的健康問題。

務必記得我們使用這些電子裝置的文化不過短短幾十年——首先是電視的來臨，接著是近年來發明的筆記型電腦、平板電腦和智慧手機的爆炸性成長。儘管我們有著數百萬年的演化，但並無法快速讓人體適應這才發展幾十年的深夜閒散活動。

身為人類的我們，實在是無法直視這些電子裝置所散發出來的光線類型。談及夜間的使用，我們最好是能夠像電影《鬼哭神嚎：惡靈15》（*Poltergeist*）的小女孩一樣地「遠離光線」。（順帶一提：這部電影依然讓我毛骨悚然。）

當然，我們有工作要做，而且現今可得的科技都讓人驚喜。我們只需多加覺察身體的自然進程並予以尊重，就能夠更聰明地使用這些裝置。

為什麼這麼難啊？

我最近為美國最大的某家銀行公司員工做了一場演講。工作坊的目的是要提振員工表現，而睡得更聰明當然是其中的重頭戲。

所有人都度過了一段很棒的時光……笑語不斷、從中學習、積極參與。等到我們開始討論晚上過度曝露在光線下的有害影響，有趣的情況發生了。

論及到這為何是至關重要的事，在場的聽眾真的都「聽進去了」。可是當我問他們要怎麼做才能夠不要在就寢前使用電子裝置，滿屋子的聰明成人卻面面相覷，開始四處張望想知道有誰知道答案。除了使用科技產品之外，這些人似乎都忘了自己在就寢前還能做些什麼。

經過短暫的困惑和沉默之後，我左手邊的一位勇敢女士怯生生地舉起手，對於就寢前除了使用科技產品、還能做些什麼的問題，她盡己所能給了回答。她不好意思地說道：「看書？」請注意這個回答是帶著問號而不是一個聲明。容我再次說明，這是因為除了使用科技產品之外，許多人都忘了自己還能做些什麼事。

我重申了她那沒有自信、彷彿在參加益智節目《危險邊緣》（*Jeopardy*）的答案，大聲地說：「對，你可以看一本書！」這給了坐在房間另一頭的另一位女士勇氣，她舉手答道：「你可以跟自己的伴侶說話？」她的回答還是帶著問號，但是對我來說已經足夠。我開心地喊道：「沒錯，你可以跟自己的伴侶說話！聽起來好像很瘋狂，但是你真的可以跟另一個活生生的人說說話。」聽眾聽完都笑了，我們繼續接下來的演講。我們深入討論了享受科技產品以外的生活的更多策略，但是這對我來說是個警惕，這其實有著更深層的問題，不僅僅是要知道做些什麼而已，更大的問題是我們真的都對科技上了癮。

一種奇特的亢奮狀態

當我說我們都對科技上了癮，這可不只是理論上說說而已。我們真的就是如此，連一刻都擺脫不了科技。

這並不是我們天生喜歡科技這種東西，而是說我們天生就愛不斷尋覓。人體會分泌一種叫做多巴胺（dopamine）的強大化學物質，曾一度據信主掌了腦的「愉悅」（pleasure）系統。人們認為多巴胺能夠讓人快樂和歡愉，故而會激勵人們尋求某些行為（如追求食物、性愛和藥物）。科學家最近則是發現了多巴胺其實跟愉悅沒有什麼關係。愉悅只不過是人的類鴉片系統（opioid system）造成的結果。腦部的化學物質多巴胺其實主要是與尋覓有關，是關於狩獵、關於找到下一個事物，網際網路因此正是對喜愛緩慢分泌的多巴胺的腦部所設下的完美陷阱。

你是否有這樣的經驗：前往Google、Yahoo或YouTube等網站，鍵入搜尋了某個東西，卻發現自己在一個小時之後所讀和所看的是完全不同的事物呢？

你是否曾經這麼說過：「讓我查看我的Facebook動態一分鐘就好」、「讓我查看

Twitter 推文一分鐘就好」，或者是「讓我查看 Instagram 一分鐘就好」，可是你卻發現自己在接下來的半個小時完全被吸入了網際網路的黑洞？

這是每個上過網的人差不多都有過的經驗。網際網路對於喜歡尋覓的腦部和多巴胺是個完美的設計，因為基本上有無限的資料都在網路上等著你來「發現」。

尋覓若沒有獎賞就不會引人，而類鴉片系統（基本上是人體內建來使人愉快的藥物）會在人上網搜尋之後緊接著發揮作用，也就是會給予實質的立即滿足感。隨著你收到的每個新追隨者的通知、每則貼文多一個「按讚」，以及瀏覽 Instagram 所看到的新照片，你的大腦就會得到一點類鴉片般的愉悅感，而這是因為它發現了某樣東西——因為想要看還有些什麼東西，接下來就會再分泌更多的多巴胺。

關於腦與你最愛的科技產品之間是如何回應，這還只是初級的認識，但是希望你可以看出其中所形成的惡性循環。關於多巴胺的知識讓我們得以解釋，成年人為何會如同黏著心愛玩具的孩子般黏著科技裝置不放。

離去之前叫醒我

多巴胺的尋覓活動並不是我們夜不成眠的唯一原因。多巴胺與我們保持思路清晰和清醒有關，但是會增加腦部多巴胺濃度的藥物或毒品（包括了如古柯鹼〔cocaine〕、安非他命〔amphetamines〕、冰毒〔meth〕和利他能〔Ritalin〕）也會增強清醒的狀態。美國史丹佛大學發表的一份研究發現，若是消除老鼠體內的多巴胺轉運體（dopamine transporters，這可以讓多巴胺在老鼠體內系統停留更長的時間），老鼠的睡眠時間就會減少許多。

多巴胺與激勵和思路清晰有關，血清素則與滿足和放鬆有關，這兩者在體內的運作是循著兩個不同的途徑——至於人會採取哪一個途徑，則端視人就寢前是否會看電視節目。平衡你的神經遞質和激素是一夜好眠的重要關鍵。

如何拿回腦袋的控制權

許多人可能還記得八〇年代舉例說明嗑藥的危險廣告。廣告中的演員在鏡頭前拿著一顆雞蛋說著：「這是你的腦袋。」接下來就把蛋敲開放入熱煎鍋裡，只見雞蛋被煎得滋滋作響，他接著說道：「這就是嗑了藥的腦袋。有什麼問題嗎？」

這個廣告不只足以讓我遠離毒品，也讓我吃歐姆蛋時更小心翼翼。

那些反毒廣告傳達了很棒的訊息，而且效果奇佳，但是卻忽略了我們今日已經知道的一個重點：人腦是世界上最偉大的藥物生產者。其所生產的鴉片類藥物、血清素、多巴胺、腎上腺素，讓我們在有意或無意時參與某種生活型態因素，都得以完美因之回應。大多數的藥物都會擅自侵入人體既有的化學途徑；它們正是因此而能有所作用。它們接下來會不自然地刺激人體分泌。你心愛的電子裝置之所以讓人上癮正是肇因於此。

我絕對不是建議你要當個反對機械科技的盧德份子（Luddite），自此不再使用那些美妙的科技裝置。我愛我的智慧型手機和筆電等產品。這些東西讓我得以接觸到許多人、學習的速度更快，並且幾乎可以在世上的任何角落學習事物。只不過我們需要在生活中更聰明地使用這些東西，好讓它們都在我們的掌控之中，而不是反過來控制了我們。

覺察是最重大的關鍵，即是要理解瀏覽 Facebook 會對大腦有什麼作用，而這就是打破舊習的開始。當你明白大腦是如何運作的，基本上就可以在尋覓的行為中看到自己。當你看到自己逼近網際網路黑洞的邊際，因為人腦喜歡打造固定模式，所以務必立即改變自己的行為。如果你繼續做著相同的事情的話，那只會讓行為變得更為頑強。

此時不妨起身去喝杯水或者是擁抱一下愛人。如果你有孩子，起身去向他們表達關愛；伸展一下身體（讀者在第十九章會學習到運動對睡眠的益處）；打個電話跟人聊聊；或者是播放你喜歡聽的音樂。你可做很多事來戒掉科技癮。就算你只是模模糊糊地感覺到，睡前使用電子裝置可能會讓睡眠出現問題，重點就是要做別的事情來打破循環模式。

本書包含了許多你可以善加利用的其他強大的祕訣、洞見和策略。這一章談論的是為了睡得更聰明而需要了解的其中較為困難的一個關鍵，儘管要戒掉睡前使用電子裝置的習慣，在一開始可能有點不近人情，但是若能戒除絕對會有益處。

我們現在生活的這個世界，事實上已經不同於才不過數十年前的那個父母和祖父母身處的年代，很多情境都不利於我們在深夜遠離電子裝置。若是你為了某個活動、闔家觀賞電影之夜、工作或是偶發事件而打算晚睡的話，活力祕訣提供了一些很棒的妙招，不妨多加利用。

請記得一點，幫助你掙脫在睡前使用科技束縛的重大關鍵就是懂得享受樂趣。你不能只是這麼想：「好吧，我今天晚上要在睡覺前幾個小時就把電腦關機。啊哈！網際網路，我才是真的老大！」接下來卻只是閒坐著沒事。這種作法包準會讓你出現所謂「網路緊張」（Internet jitters）的戒癮症候群。若想要設立新標準，在睡前遠離電子裝置以便讓自己一夜好眠的話，原本睡前使用裝置的時間一定要換成是自己同樣喜歡，甚至是更喜歡做的事情。聆聽音樂、有個好伴侶或是看書，不管你做的是什麼——你一定要測試和找出最適合用來填補那段時間的事情。我當然會給你一些有力的想法，讓你可以在過程中加入計畫組合之中！

遠離螢幕的活力祕訣 #1

若想要身體擁有所需的深沉睡眠，為了讓褪黑激素和皮質醇的分泌濃度正常化，務必力行在每晚就寢至少九十分鐘之前關掉所有的電子裝置。若是你做不到這一點而繼續有睡眠問題，我可以跟你保證，夜間脫口秀節目主持人吉米·法倫（Jimmy Fallon）是不會幫你支付醫院帳單的。

遠離螢幕的活力祕訣 #2

使用替代媒體來進行夜間活動。還記得我們前文提過叫做書籍的紙製物品嗎？你可以真的打開這種老古董，好好以這種方式咀嚼一則精彩的故事、獲得啟發，或汲取知識。還記得人們是真的可以面對面說話嗎？你可以跟生活中的其他人聊聊天，聆聽對方一天是怎麼過的，發掘對方熱愛的事物以及其生活的難處。對方顯然也可以如此對待你。現今的世界中，儘管我們在某些方面比起從前有著更緊密的聯繫，但是我們在其他方面則出現極度脫鉤的情況。能夠遠離電子裝置，懂得好好與人交談並顯露個人情感，這對我們長期的健康和幸福是極為重要的。

遠離螢幕的活力祕訣 #3

斷絕信號。行為心理學家蘇珊．威辛克博士（Susan Weinschenk, PhD）說道：「想要防止或停止多巴胺迴路而更有生產力（並且睡得更好！），第一要務就是要斷絕信號。調整手機、筆電、桌機或平板電腦的設定，即可不再收到自動通知。自動通知被吹捧為這些硬體、軟體和應用程式的貼心功能，但實際上卻讓你像是被關在籠裡的老鼠一般。」如果想要能夠好好睡一覺，並且拿回腦袋的控制權，你就要盡可能地斷絕視覺和聽覺的信號，這麼做之後一切將會立即改觀。

遠離螢幕的活力祕訣 #4

使用抗藍光的工具。因為出現了情有可原的情況，你使用電腦的時間可能因而要比預期來得長。很酷的先進科技發明此時就可以幫我們解決問題。我在自己的蘋果 Mac 電腦上安裝了免費應用程式 f.lux，能夠每天定時排除電腦螢幕的有害藍光（你也可以為智慧型手機和其他裝置裝載類似的程式——請至網址 sleepsmarterbook.com/bonus 的「睡得更聰明」額外資源手冊，即可取得最佳相關應用程式的選擇說明）。可是我還是要再重申，如果你是認真地想要獲得最佳睡眠的話，最佳解決之道就是在每晚就寢至少九十分鐘之前就要關掉電子裝置。倘若那不可行的話，不妨使用這種的程式，必然能夠助你一臂之力。

你也可以找到具有類似功效的抗藍光眼鏡。當你從事的是電腦之外的其他活動時，這種眼鏡是促進人體在夜晚分泌更多褪黑激素的利器。

如果你真的熱愛這種玩意兒，也不在意看來像是個來自未來的人類，那麼你逕可要帥戴上這種抗藍光眼鏡，為一切事物添增更安全、更溫和和帶點橘色的色澤。

布萊德·彼特和安潔莉娜·裘莉在電影《史密斯任務》（*Mr. and Mrs. Smith*）一場

艱辛萬分的打鬥場景之中，兩人就戴了類似的眼鏡。如果你購買的是便宜的眼鏡，你看起來可能不會太酷……可是，喂，這是為了科學目的而不是社會觀點。請閱讀前述的額外資源手冊，你可以看到我挑選出了自己最愛的保護睡眠的眼鏡，以及其他有助於你從今晚就開始睡得更聰明的資源。

第四章

咖啡因宵禁

對人體的神經系統來說，咖啡因是很強烈的興奮劑。如果你的神經系統像是耶誕樹般點亮發光的話，那你就別想會有高品質的睡眠。

事實是人就是愛喝咖啡，真的就是這樣，而我們能做的就是學習要如何正確飲用咖啡和其他含咖啡因的食品，確保自己依然能夠一夜好眠。

關於咖啡因對睡眠的影響，《臨床睡眠醫學期刊》（*Journal of Clinical Sleep Medicine*）刊載的一份研究分享了我們必須知道的一些重要洞見。該研究的主要作者是克里斯多佛・卓克博士（Christopher Drake, PhD），他是美國底特律韋恩州立大學醫學院（Wayne State University School of Medicine in Detroit）精神病學和行為神經科學的副教授。他曾表示：「在下班回家的途中喝了一大杯咖啡，這會對睡眠造成負面影響，這跟在睡前攝取咖啡因沒什麼兩樣。」

這份研究發現，受試者分別在不同時段攝取咖啡因（睡前、睡前三小時、和睡前六小時），全部都出現了顯著且可測量到的睡眠中斷情形。此結果表示了，不只是在就寢前攝取咖啡因並非明智之舉，就連在睡前六小時之前所飲用的咖啡或含咖啡因的茶飲也會引起睡眠問題。

這個研究的有趣之處乃在於其是從兩個方面來衡量睡眠干擾（sleep disturbance）：藉由使用居家睡眠監測器來取得客觀數據，以及從受試者的日誌來取得主觀描述。當受試者在睡前六小時攝取咖啡因，監測器顯示他們會出現失去一個小時可測量的客觀睡眠時間。令人感到荒唐的是，受試者在睡眠日誌上卻都沒有提到在睡眠上有任何主觀的差異。即使他們因為咖啡因而出現生理上的失眠，他們起初根本沒有意識到這種情況！他們本身的認知是自己很快入眠，然而根據睡眠監測器，他們實際上並沒有進入快速動眼期睡眠和深層睡眠的正常週期。

這正是睡眠剝奪的惡性循環之所以會開始的原因。因為攝取咖啡因而沒有足夠的深層睡眠，我們必然會感到更加疲倦。因為疲倦，我們會想要攝取更多咖啡因。可是一旦我們攝取更多的咖啡因，睡眠問題就會變得更嚴重。我們因此需要打破這種惡性循環的策略，身體才能獲得充分的睡眠。

經歷半衰期

有關咖啡因的真相是這樣的。首先，咖啡因通常是來自咖啡、巧克力和茶等美味的東西。這些東西不只美味，其所含的咖啡因與人體具有自然的親和性，確實能夠讓我們的身心進入一種正面狀態，這就是咖啡因讓人上癮的原因。

咖啡因並不會產生大多數人所相信的「讓人精力充沛」的作用。你在每天的清醒時刻，你的腦部神經元（neuron）會被觸動而產出腺苷酸（adenosine），也就是一種神經遞質副產物。請讀者務必了解腺苷酸並非只是人體的廢物。你的神經系統始終在監控體內的腺苷酸，因為只要它在腦部和脊髓的濃度升高到一定程度，人體就會開始告訴你該去睡覺了（或者至少要休息一下）。此時，咖啡因就發生作用了……

咖啡因在結構上實在與腺苷酸太類似，所以具有一種特異能力得以與腺苷酸在體內的受體部位結合。在正常的情況下，當受體部位充滿了真正的腺苷酸，身體會進入休息模式。咖啡因融入這些受體部位的問題，就像是睡在你的沙發太久的遠親一樣，咖啡因會待得過久，但是卻不會啟動像腺苷酸一樣讓你感到疲倦的功能。如此一來，你的腦部和身體就繼續不斷運作，而你並不知道自己其實想睡了。雖然這從某些方面看起來挺酷的，但是我希望讀者能了解到這為何會是個大問題。

因為你一直不斷從事那些「清醒的」活動，身體會累積越來越多的腺苷酸，卻沒有適時將之代謝清除。結果就是人體必須實質地改變原先的正常運作方式，系統中的壓力激素濃度會上升，而且腦部和器官會過度運作，畢竟它們沒有接到應該休養的準確信號。

由於咖啡因會產生長期的效應，人體要花上好幾天才能消除其影響。咖啡因有著大約五小時到八小時的半衰期（端賴個人獨特的生化構成〔biochemical makeup〕）。基本上，所謂半衰期指的是在經過特定的一段時間之後（就以八小時來說），半數的物質依然會活躍在人體系統之中。因此，以八小時的半衰期為例，那就表示要是你攝取了兩百毫克的咖啡因（相當於喝了一杯或兩杯標準容量的咖啡），經過八小時之後，還會有半數（一百毫克）的咖啡因活躍於人體系統之中；再過八個小時，體內會有五十毫克；再過八個小時，剩下二十五毫克，以此類推。這就是為什麼研究會顯示，即使是在睡前六小時攝取咖啡因，依然會造成睡眠困擾。

漂亮的派對小把戲

咖啡因所影響的不只是你的神經系統，也包括了內分泌系統。咖啡因會刺激腎上腺分泌兩種止眠激素：腎上腺素與皮質醇。

我們在不久前的章節談過了皮質醇，而腎上腺素大概是讀者早已耳熟能詳的東西。談到腎上腺素，我們所說的是戰鬥或逃跑的反應、十足的幹勁、巨石強森的電影、人體內建的激情！槍林彈雨、坦克車、慢動作從爆破現場走開，反正就是全力以赴。腎上腺素是我們生理方面難以置信的部分，讓我們得以施展全力。在整個人類演化的過程中，腎上腺素讓人類戰鬥擊退威脅，或者是往山上逃命。

今日的我們則是以全新的方式來啟動這個系統——透過精神壓力或情緒壓力（我們留待第十六章再詳談），以及偶爾使用如咖啡因等本身有副作用的物質。

雖然腎上激素能夠帶來暫時的高潮，但是也會急遽走下坡。壓力激素的分泌到高峰之後，也會出現驟跌的情況，可是卻不是回到腎上腺素驟升前的水平，而是要更低下的情形。所以人往往會感覺更疲憊、出現更嚴重的腦霧（brain fog）現象，並且會比腎上腺素在施展派對小把戲之前更容易脾氣暴躁。處於腎上腺素驟降的時候，除非是在交談前先喝杯咖啡，不然的話，即使是最溫和的人也會與人衝撞。

蘇：「珍，早安！」

珍：「妳還不能跟我說話。我的咖啡呢？」

珍：（喝了咖啡）「好了，妳可以說話了。」

我必須再次重申，咖啡因有它的好處，但是也有壞處。由於咖啡因對我們生理所造成的影響，我們很快就會離不開它而不自知。

咖啡因，我想要跟別人約會……

我最近有機會跟一位很棒的名人共事，我們在此就叫她薩莎（但是她有更酷的本名）。薩莎是個績效卓越的成功女性，努力為自己和家人打造了一個大企業。她真的看似擁有了一切，而她對此也心知肚明，可是有件事卻一直縈繞腦海困擾著她。

她不喜歡外來事物支配自己人生的感覺。她對自己和事業下了多年的功夫來向人們證明自己的能耐，以及沒有克服不了的困難。然而，不論她努力戒咖啡戒了多少次，咖啡就是不斷地偷偷潛回到她的生命之中。

她愛喝咖啡。她愛咖啡帶給她的感受。但是對於沒有喝咖啡就會出現的情況，包括了頭痛、情緒低落，以及對自己的摯愛不耐煩，她可是一點都不愛。她知道這並不正常。她是我的 Podcast「模範健康秀」（The Model Health Show）的鐵粉，因此就向我求助。

由於她有不少健康領域的知識，與她共事是個愉快的經驗。我能夠給予她必要的行動步驟來實現目標，然而她真的需要坦誠無法只靠自己達到目的的原因，那就是她對咖啡上了癮。

她不記得精神飽滿的自己是什麼樣子，老是需要喝杯咖啡才會覺得「正常」。過去當她試著不喝咖啡時，隨即出現最明顯的症狀就是頭痛欲裂。咖啡因會引起血管收縮（vasoconstriction）——基本上就是血管管腔緊縮或收窄的情形。如果身體已經習慣攝取咖啡因，突然停止之後，人就很可能出現所謂血管舒張（vasodilation）的顯著衝擊——血管管腔瞬間擴張的效應。

突然間，血液開始更無阻礙地往血流量原本受限之處湧入推進。腦部和頸部通常是對此感到最明顯的區域，像是偏頭痛（migraines），也可能是半邊頭痛（hemicrania）症狀，或者說是頭部只有一側疼痛。

無論如何，咖啡因戒斷所造成的頭痛可能是最糟糕的情況，若再加上精神不振和缺乏專注力，人就會抓狂地想要快點喝杯咖啡。（請記住，這絕不是全面否定咖啡因；只要使用得當，我事實上也愛咖啡因的。）以薩莎的情況來說，她的咖啡癮已經完全掌控了她的生活。以下是我們協助她脫離這種情況的做法。

與其要她直接戒掉咖啡癮而不在早上喝咖啡，我們的策略是減輕攝取咖啡因的影響，也就是讓她喝其他的飲品來減少咖啡因攝取量。我要她改喝咖啡因含量高的茶飲（如格雷伯爵茶、普洱茶、瑪黛茶或英式早餐茶）來替代咖啡，因為這樣的茶所含的一些咖啡因，僅是她從咖啡中攝取的三分之一或一半而已。在開始的頭幾天，我告訴她甚至可以飲用雙倍的茶量，因為不只是在於其中所含的咖啡因，攝取咖啡因的來源也很重要。不同物質所含的咖啡因對人體有不同的影響。任何含有咖啡因的產品，其來源、處理過程和攝取方式都會影響到人體會攝取多少分量的咖啡因，以及人體代謝它的速度。

此外，當她要付諸實行的時候，我要她務必在比較空閒的幾天時間進行。她要允許自己放慢步調、減壓和放鬆下來。做點讓人可以多睡一點的按摩很不錯，也可以輕鬆地泡個澡或者是游泳。

運動也會有幫助。我說的運動並不是到健身房展開瘋狂訓練，而是在大自然之中平和地走一走，做一點修復瑜伽（restorative yoga），只要是不會給自己太多壓力的運動都可以。

為了幫助人體排除代謝廢物和加速咖啡殘質的稀釋，我要她多喝一點水，並在水裡添加一點優質海鹽，這是因為腎臟在改變血液化學性質的同時，也會一直排出鹽分和體液。

除了增加水分的攝取之外，另一個重要的添加物就是纖維。因為咖啡具有刺激性，許多人於是仰賴咖啡來讓順暢排便。因此，當你打破了喝咖啡的習慣，原先熱烈運作的消化系統出現暫緩的情形是正常的，故而此時提高纖維和水分的攝取量有助於一切順暢（當然這句話帶有一語雙關之意）。

有我在一旁為她打氣也大有助益。如果你感到生活停滯不前，千萬別小看當責的力量，就讓別人來支持和相信你。

她花了大約五天的工夫才覺得擺脫了烘焙咖啡豆之戀的魔咒。她告訴我，她覺得在那段日子中自己並不像平常一樣迷人，但是整個過程的艱辛不到先前的十分之一，而且她知道那只不過是暫時的。

等到整個過程結束之後，她告訴我她快樂極了。她感到重獲新生，開始掌控著自己的身心。這無非是最珍貴的感受。

現在她的外表、感覺和工作績效都比先前更好。她偶爾還是會喝杯咖啡，但是已經不再備感壓力。她睡得更好，消化力也變得更好，反正整體生活都變好了。

這並不是說咖啡打從一開始就對人體是「壞的」東西；問題是在於長期任意飲用咖啡所帶來的影響。對於數百萬人們來說，真正的挑戰不是他們一天只喝一份咖啡，而是喝了好多份的咖啡。我們同樣沒有料到，當我們養成酗咖啡的習慣之後，咖啡因有助於提神的好處竟會讓人體感到筋疲力竭。這種情況會在短短十二天之內出現。結果則是，當我們感受不到咖啡因所帶來的強烈或持續性的提神效果時，我們會怎麼做呢？沒錯，我們會喝更多咖啡！

事實上咖啡因是很強烈的興奮劑，只要我們攝取得當，它會成為生活中的美好體驗。我們必須重塑身體，以規律但週期性的基礎來攝取咖啡因，我們才能真的從中獲得最大的效益。

我們知道咖啡因是如何起作用，也知道它對睡眠的有害影響。以下就是一些有用的祕訣，好讓咖啡因助我們一臂之力，而不扯我們的後腿。

聰明喝咖啡的活力祕訣 #1

設定不容更動攝取咖啡因的宵禁時間，以確保身體在睡前有充裕時間將大部分的咖啡因排出體外。對大多數人來說，通常是設定在每天下午兩點以前。不過，如果你真的對咖啡因很敏感的話，可能要把時間設得更早一些，若可能的話，乾脆都不要攝取咖啡因。

聰明喝咖啡的活力祕訣 #2

我們在第二章已經了解到，皮質醇在控管人體的日常節律扮演著重要角色。你的身體激素時鐘所分泌的皮質醇濃度，應該是早上比較高，而到夜晚要降到極低。如果你發現自己早上的皮質醇濃度低於平常，或者是激素時鐘完全晝夜顛倒的話，聰明地攝取少量咖啡因可以有助於一切回歸常軌。

由於咖啡因能夠刺激人體分泌皮質醇，我們因此可以在早上就先利用它來促進皮質醇的分泌。如果你大致上都很健康，且對咖啡因沒有任何生理依賴，那攝取咖啡因就有助你設定身體的晝夜計時系統，讓你白天多生產一點皮質醇，但在夜晚則是減產一點。倘若腎上腺出了問題，請一定要去看醫師，確定自己可以攝取咖啡因而不會傷身。

因為人們實在是深愛含有咖啡因的產品，它們因此是世上交易量最大的前五大商品。然而，這類產品不需醫師處方就能取得，但是千萬不要因為這樣就以為可以肆無忌憚地狂飲熱可可和咖啡。

聰明喝咖啡的活力祕訣 #3

我們還可以策略性地攝取咖啡因來促進新陳代謝、增進思路清晰和專注力，甚至能夠改善肝臟功能，但前提是我們要以正確的方式來攝取。正因如此，重要的就是千萬別不分青紅皂白就全盤否定咖啡因，否定了其能帶來的潛在好處。讀者都知道的，人體經過一段時間之後會調降（down-regulate）自身對於咖啡因的反應。為了讓人體取得咖啡因潛在的最大益處，攝取咖啡因必須是週期性的。有幾個方法可以做到這一點，我們這裡分享其中的三種方式：

1. 攝取兩天後，停止攝取三天。如果你是個沒有咖啡因癮頭的健康人士，只要三天，就可以大致將咖啡因排出體外。你下次再攝取咖啡因時，你會注意到自己得到了如同剛開始攝取時的好處。

2. 攝取兩個月之後，停止攝取一個月。適用於每天攝取小量到中等分量的咖啡因（不超過兩百毫克）的人，大該是一杯到兩杯的黑咖啡或茶，或是一份健身前補充品。倘若攝取超過上述分量的咖啡因，一旦不再攝取，你就可能會出現幾天咖啡因戒斷的症狀。

3. 需要時才大量攝取。這是身體能夠與咖啡和咖啡因產生所謂的「一見鍾情」神奇經驗的時刻。大多時候都不要攝取，過著沒有咖啡因的正常生活。但是當你有需要的時候，就全力投入你的咖啡因之戀吧。至於我所謂的「有需要」的時候，我指的是你有一場演出、一項大計畫，或者是出現了一件萬分重要的事情（可是這只會維持短暫的一段時間，因此你沉溺其中的時間就是幾天而已）。讓咖啡因成為你的助力而不是阻力，你就能好好享受它所帶來的好處，而且依然能夠一夜好眠。

第五章
保持涼爽

我永遠記得那些酷熱的夏天，我的父母親往往為了「節省」電費而不願意開冷氣。這樣說吧，我能夠告訴你的就是我在那幾個夏天因為流汗而少了好多磅的體重，每晚都在樓上的床上翻來覆去（噢，這麼一來就變得更熱），試著要克服炎熱入睡。我其實都沒有睡好，原因就在於人的睡眠能力深受體溫的影響。

體溫調節（thermoregulation）深深影響著人體的睡眠週期。與大眾的普遍想法相反，人體體溫並不會始終保持在三十七度C，這個溫度不過是平均值。從早到晚，每天的體溫週期會在這個平均值上下一度之間變化。當身體需要休息時，體核溫度就會自動下降以便讓人開始想睡覺。倘若此時環境的溫度過高的話，那就可能會造成身體難以進入安眠的理想狀態的生理挑戰。

研究已經發現，睡眠的最佳室溫其實是相當涼爽的溫度，大約介於十五．五度C到二十度C。距這個範圍太高或太低的室溫都極可能會造成難以入眠的情況。

以這項發現為基礎的進一步研究也顯示了，失眠者（具有慢性睡眠問題的人）就寢時的體溫往往會高於正常體溫許多。為了幫助解決這個問題，美國匹茲堡大學醫學院（University of Pittsburgh School of Medicine）的研究人員進行了一項研究，想要找出讓失眠者體溫下降的方法，接下來再判斷是否體溫下降確實會影響個人的整體睡眠品質。

在研究期間，受試者會配戴內置保持在涼爽溫度的循環水流的「冷卻帽」。研究結束之後，研究人員發現了令人相當震驚的結果。即使是與

正常體溫二十四小時變化圖

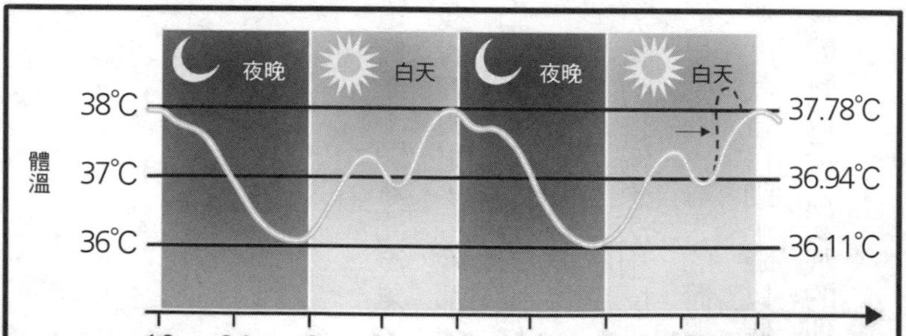

沒有睡眠障礙的人相較，戴著冷卻帽的受試者甚至更快入睡。只要戴了冷卻帽，失眠者大約十三分鐘就可入睡，相較之下，健康的對照組要花十六分鐘入睡。另外一個有趣的結果則是，診斷出有失眠症的病患到頭來有百分之八十九在床上的時間都是處於睡眠狀態，而這個睡眠量正是健康對照組在床上睡眠的時間。

這個研究顯示了，降低體溫有助於有慢性睡眠問題的人「抵消」難以入睡的情形，可以達到百分之七十五的成功率。市面上現存療法的療效很少能夠望其項背，但是只要善用本章末節提供的祕訣，我們都可以從中獲益良多。

體內恆溫器

體溫在夜晚要比平常來得高，這絕對會導致人體開始試著重啟體內恆溫器，人因此會更加清醒而難以入睡。

到底這個體內恆溫器是在人體何處呢？真的可以改變它原有的設定嗎？想要找到體內恆溫器，我們必須回顧對於主腺體下視丘的認識。下視丘實際整合了人體的神經系統（可感應體內和外界的溫度）和內分泌系統（其分泌能誘導入眠或是保持清醒的特定激素）的功能。下視丘可以說就像是整個細胞籃球隊的教練。

如果你體內「教練」受到相當的禮遇——給予了優渥的營養薪資、許多的健康活動、沒有過度承受壓力——那麼它很可能會讓一切按照規矩行事，盡力達到最佳目標。就像是綽號「禪師」（Zen Master）的美國前 NBA 教練菲爾．傑克森（Phil Jackson），他專業地管理了壓力，使得整個「團隊」的球員都能夠有最佳表現。

但是從另一方面來說，如果教練不健康、薪資微薄且缺乏適當支持，它就會開始誤導整個團隊的功能，團隊很快就會分崩離析。這就是大腦的健康和支持為何如此重要的緣故。

下視丘隸屬於所知的人體極為重要的系統下視丘－腦下垂體－腎上腺軸（Hypothalamic-Pituitary-Adrenal Axis），或簡稱為 HPA 軸。HPA 軸對維持正常的激素功能、性功能、體重管理等都至為重要。最重大的要點就是，HPA 軸是人體管理壓力的頭號系統。

前面提及的失眠者研究也發現，失眠的受試者與正常的受試者相較，前者會出現比較多的預期性焦慮，也就是他們對睡眠有著較多的擔心和壓力，而這可能會造成他們的體核溫度升高。不只是環境必須保持涼爽，個人本身也需要如此（如心理和情緒的狀態）。HPA 軸處理的是個人生活中的整體壓力負載（stress load），包括了你的工作、人際關係、營養和運動方面，全都交由 HPA 軸來統一管理。

身體為了對抗感知到的威脅，其所承受的壓力因而會喚起人體系統、提高體溫，並且不自覺地干擾睡眠。你絕對需要有身處現今高壓世界的壓力管理策略，否則就算是睡在冰屋，你依然會感到不夠涼爽。在第十六章，我們會談論足以改變人生的一些壓力管理工具。我們在這裡就專談如何竭力完善周遭環境以獲得一夜好眠，讓你運用聰明的全面性方法切入禁區進球得分！

保持涼爽的活力祕訣 #1

臥室的室溫在夜晚務必保持在建議溫度二十度C。有些人會覺得這個溫度剛剛好，但是有些人可能會想到的是傑克凍人（Jack Frost）和雪人（Frosty the Snowman）的畫面。請相信我（和科學），體溫若能低一點，你會睡得比較好，但是可別做過頭了，十五．五度C是建議溫度的下限。你還是能夠蓋被子和穿睡衣，但是要適可而止，不然的話體溫會因而過高（我猜想你的另一伴或是可能的愛人絕不會想在晚上睡在一個裹著好幾層絨布的大火爐旁）。把臥室變為一個舒爽的環境，讓兩人偎依彼此一夜好眠。

保持涼爽的活力祕訣 #2

如果你難以入睡的話，可以嘗試在就寢一個半小時到兩個小時之前先泡個澡。這個做法可能與你的想法相反，但是當你的體核溫度因為泡澡而升高後，反而能讓體核溫度在要就寢時下降到更涼爽的程度。許多家長都知道這是幫助幼兒入睡且一覺到天亮的法寶。

保持涼爽的活力祕訣 #3

你可以使用有助於調節體溫的床墊襯墊。這類特別設計的襯墊能夠牢牢貼合在既有的床墊一側或兩側。物理治療醫師凱利．史達雷（Kelly Starrett）是我的朋友和《紐約時報》暢銷作家，他發誓他就是靠著襯墊讓自己夜晚的體溫比妻子來得低。他說這全然改變了他的生活。讀者可以參閱「睡得更聰明」額外資源手冊（網址：

sleepsmarterbook.com/bonus），即可得知我們所推薦的降溫襯墊的資訊。

在阿姆斯特丹的荷蘭神經科學研究院（Netherlands Institute for Neuroscience in Amsterdam），尤斯・范索默倫博士（Eus van Someren, PhD）及其同仁發現到，雖然在較涼爽的環境入睡整體而言是有用的，但是每個人應該有自己認為的「完全舒適」狀態。至於完全舒適的狀態，那就因人而異了。讓室溫涼爽是必要的，但是有些人覺得整晚蓋著蓬鬆的棉被感覺很棒，有些人只需蓋些被單，而有些人則像史達雷醫師一樣，覺得多加塊降溫襯墊感覺更好。

保持涼爽的活力祕訣 #4

穿襪子。儘管理想上涼爽一點的室溫有助於一夜好眠，但是這可能會讓有些人四肢過冷而睡不著。之所以會如此，則是因為人體主要是透過血流把熱能傳輸至全身。如果手腳過冷的話，那可能就是循環不佳的徵兆。解決之道：若有需要，請穿上一雙溫暖的襪子睡覺。有些人因為天生體溫較高而偏好赤腳。因此，測試一下，看看哪種方式最適合自己。

第六章

按時入睡

讓人得以增強睡眠效益的方法就是在正確的時辰就寢。庫利特・喬杜里醫師（Kulreet Chaudhary, MD）是知名的神經學家，她說道：「安排睡眠時間就如同排定何時要進入股市投資——重點不是在於投資了多少金錢，而是在於何時進場投資。」

事實證明，人類得以獲得最有益的激素分泌和恢復的睡眠時間是晚上十點到凌晨兩點之間。我把這段期間稱為「財富時間」（money time）。

你可以在這段期間得到恢復活力的最大效益，而額外的睡眠則有錦上添花的效果。這個觀點是源於似乎已經失落的認知——人類是自然的一部分，因此當地球熄燈變暗的時候，那是宇宙提醒我們已到了入睡時刻的暗示。

然而，今日的人們戰勝了自然，把住家照亮得像是賭城拉斯維加斯脫衣舞孃俱樂部的招牌。我們可以到了半夜兩點還與大腿上的筆電打得火熱，甚至是想都沒想就這麼做。

由於這是現今典型的生活狀態，我們因而很難理解到這其實是不正常的。實際上，人類天生本該在天黑之後的數小時之內上床睡覺，正因如此，如果你已經習慣忽略這個天生法則的話，現在是該著手調整睡眠時間的時候了。

在第二章的日照量討論中，我們已經知道了若想要一夜好眠，人體激素的自然分泌是十分重要的。當你根據自然的激素分泌週期來安排睡眠時間，你就能從睡眠中獲取指數倍增的好處。

例如，你可能是從凌晨一點睡到早上九點，儘管你睡足了八小時，但是卻錯失了大部分的「財富時間」，因為這段時間是有益激素分泌的高峰。你若是適切遵循這樣的週期入睡，褪黑激素和生長激素（human growth hormone, HGH）等激素都會分泌最為旺盛。想要延長保有青春和活力的時間嗎？那麼你該知道要讓自己得到最好的生長激素，即所謂的「青春激素」，而這就端視你是否能在黃金時段入睡。

有些人即使睡了超過八小時，可是醒來卻覺得沒睡好。喬杜里醫師就說道：「如果身體長期被剝奪從晚上十點到凌晨兩點之間的再生睡眠，你會在早上醒來之後還是感到很疲倦。」這再次證實了我們的理解，那就是一切都與激素的分泌有關，錯失「財富時間」並非是個聰明的投資行為。

恢復清醒

晚上十點左右，人體會隨著褪黑激素的自然增加而經歷一個轉變過程。轉變的目的是要提高體內的代謝能量，藉以修復、增強和復原身體。抗氧化激素會在此時提高分泌量，以便保護 DNA 不受損害和改善腦部功能等等。如果你在此時正常入睡，萬事安好。不過，要是你到了晚上十點還不就寢的話，升高的代謝能量就會讓你出現「恢復清醒」的情況。

你是否有過這樣的經驗呢？晚上六點或七點下班之後，你累了，恨不得能夠立即上床好好睡上一覺。然後到了晚上十點時，你突然非常清醒而想要找事做！這表示你極有可能經歷了精力再度恢復的情況，這其實跟運動沒有什麼不同。曾做過任何一種耐力訓練的人都知道，只要持續做一段時間，就算人感覺疲憊，但是身體卻出現精力恢復的狀態，人會因此感到再次充滿活力而能夠繼續下去。

高漲的體力並沒有被用來進行必要的體內管理事務，反而是被用來瀏覽臉書，或是觀看三集最愛的 Netflix 的節目。

重要的是要了解到，當你容許自己熬夜而進入「恢復清醒」的狀態，身體的自我修復、移除自由基（free radicals）和充分分泌激素的能力就會受到極大抑制。過了晚上十點或十一點還不睡覺的人會啟動「恢復清醒」的能量，通常會出現要睡覺時卻更難以入眠的情形，結果可能就是早上醒來會更加疲倦和頭腦昏沉，而這只不過是習慣性晚睡所造成的一小部分影響而已。

大夜班

如果你持續過著一直打亂身體自然激素時鐘的生活型態，更大的問題可能近在眼前。國際癌症研究機構（International Agency for Research on Cancer, IARC）現在已把夜班工作歸類為第二級A類（Group 2A）致癌物。這意味著反復晚睡和熬夜工作已被視為強烈的致癌物質，與鉛中毒和UVA輻射歸於同一類。你可能會覺得很離譜，但是現在有大量的科學數據都足以顯示事情的真相。

誠如我們的討論，抗氧化激素褪黑激素不只對睡眠品質具有重大影響，也對整體健康至關重要。褪黑激素之所以如此重要也在於它可能是人體所能分泌的最強大的抗癌激素之一。

褪黑激素之所以值得喝采，不只是因為具有清除自由基的極佳作用、有助於細胞和組織免受損害，我們同時發現它能以一種獨特方式來防止身體罹癌。《美國實驗生物學聯會期刊》（*The FASEB Journal*）所刊載的一份廣泛性研究表示，褪黑激素具有極強的抗雌激素效應。許多乳癌藥物實際上都是利用合成抗雌激素，因為它們能夠抑制乳癌細胞擴散。你的身體每晚都會分泌這種最強大的抗雌激素——只要確實獲得所需睡眠即可取得。

我們知道乳癌與體內過多的雌激素活動密切相關。因為不分男女都會分泌雌激素，雌激素的過度活動或功能不正常都可能會引發顯著的健康問題。在女性身上，這可能會顯現為乳癌、子宮癌和纖維瘤（fibroid tumors）。在男性身上，這可能會顯現為第二性徵不明顯（如發育遲緩、沒有體毛或聲音較尖細等等）、乳房組織增生（即男性女乳症〔gynecomastia〕）以及癌症。

刊載於《國際癌症期刊》（*International Journal of Cancer*）的一份研究也發現，上大夜班的女性罹患乳癌的機率會增加百分之三十。針對大夜班的女性護理師所進行的其他研究也發現到，上大夜班越多年，罹患癌症的機率就會飆升。

人們發現癌症並不是與輪班工作密切相關的唯一問題。《職業及環境醫學期刊》（*Occupational and Environmental Medicine*）的另一份研究也指出，夜班員工罹患糖尿病的機率明顯較高，尤其是男性員工。許多研究的作者都表示，輪班員工之所以罹患糖尿病的機率較高，原因是這類的工作對胰島素有破壞性影響。誠如前文所述，只需要一晚睡眠不足，就足以讓人出現如同第二型糖尿病患者般的胰島素抗性的情況，但是如果情況延長，人在晚上都不睡覺的話，那就不會只是與糖尿病暫時交手而已。

這些不過是因為熬夜工作而造成的一部分慢性病而已，但是應該已讓人感到當頭棒喝。要是再加上因為熬夜所造成的意外和傷害等更明顯的後果呢？

沒錯，根據加拿大英屬哥倫比亞大學（University of British Columbia）研究人員的結論，晚班工作的工殤風險幾乎會倍增。他們的研究檢視了不同工作時段的三萬名對象在十年間的情況。因為工作安全的改善，日班工時員工的整體受傷率已經降低，但是夜班員工卻沒有出現相同的情形。

大夜班員工持續出現更多的傷害、意外和較高死亡率的現象。因此，不論你熬夜是為了工作或是娛樂，如此繼續下去很可能就要淪為名副其實的「墓園班」（graveyard shift（大夜班））
，屆時你就會知道這個英文字的真正意涵。

我們必須另闢蹊徑

我所以會如此熱衷於輪班這個特定主題，原因不外乎是因為在我們生命中的一些最重要的人都受此影響。我們的醫師、護理師、執法人員、消防人員和其他各行各業的人們，都為了保護我們的安全並維持國家良好運作而不得不輪值夜班。

這些人從事的都是很重要的工作，但是他們也為此付出巨大代價。我們已經談論了夜班對護理師的影響是會增加乳癌的罹患率，但是其實也會增加大腸直腸癌（colorectal cancer）、肥胖、心血管疾病的發生率。同樣的情況也發生在醫師身上——在某些地區，醫師的平均壽命會比一般民眾短少十年。

刊載於《職場健康與安全期刊》（*Workplace Health & Safety*）的一份研究發現，夜班警員可能出現慢性睡眠剝奪的機率是其他人的十四倍。與這種睡眠剝奪情形相關的就是罹患代謝症候群（metabolic syndrome）的風險提高——代謝症候群是多種症狀的總稱，包括了體脂肪過多、高三酸甘油脂（high triglycerides，亦稱高血脂症）、血壓和血糖濃度的升高等等。針對消防人員和其他從事夜班職務的人所做的研究也顯示了類似的健康風險。

這些都是我們託付自身健康的人，但是當今社會的組織方式卻讓我們無法回報。教育人們了解睡眠的重要性只是個起步，我們需要積極主動的策略來幫助這些輪班工作的英雄，而這可能是讓他們減少疾病和健康長壽命的關鍵。

我們在週末補眠真的補得回來嗎？

現在從邏輯上來思考，你真的覺得自己能夠補眠嗎？所謂的睡眠負債是個有趣的名詞，指的是沒有得到充足睡眠的累積效應，而其中的關鍵字就是累積，其副作用會以極快速度開始聚合和彼此交疊。若是短期的睡眠負債，可能是一晚睡眠不佳，人體可以相當妥善地清理掉這樣的債，只要你擁有好的睡眠、好的營養和聰明運動來協助一切繼續運作。

然而，即使你只是幾個晚上睡不好而已，激素大軍可能就會上門來討債，討的是你根本還不出來的睡眠債。如果你繼續隨意地積欠睡眠負債，你可能會被討債份子丟到海裡餵魚了！

喬伊絲·沃爾斯萊本博士（Joyce Walsleben, PhD）是美國紐約大學醫學院睡眠障礙中心（New York University’s Sleep Disorders Center）兼任副教授，她指出若是等到週末才要補眠就真的為時已晚。她寫道：「你早已變得急躁，並且大概已經經驗了可能會引起意外的反應不良時間。週末睡得很晚才起床也會打亂你的睡眠節律，讓你難以在星期天晚上入睡，以至於隔週才剛開始就已經陷入睡眠負債的情況。」

她指出了一個事實，那就是不管在哪一天都要保持一貫的睡覺時程才是真正有益的方式。除非你有電影《回到未來》裡的迪羅倫時光機（DeLorean），否則你是不可能回到過去，彌補當時過著睡眠不足的生活時所犯下的錯誤。

你該想的是可以從睡眠的「財富時間」獲得什麼，而不是那些你可能會錯過的事物。我們在深夜所做的大部分的事情，其實都可以透過聰明的計畫和按照事務的輕重緩急在白天完成。所有人都有同樣的二十四個小時——你怎麼安排時間真的會造成深遠的影響。

你不僅能夠從更多的「財富時間」睡眠而添加更多健康益處，還可以避免自己出現提早壽終正寢的一大堆問題。以下就是一些可以讓身體獲得應有的「財富時間」睡眠的具體祕訣。

「財富時間」睡眠的活力祕訣 #1

晚上十點是建議的就寢時間，但並不是放諸四海皆準，畢竟有著不同時區、日光節約時間、身處之地與赤道的距離、一年中的不同時令等等。倘若執著於就寢的確切時間到近乎神經質的地步的話，那就有點荒謬了。想要獲得最優質的睡眠，你該設定在外頭天黑後的數小時之內入眠。

對大多數人來說，這意謂著是每年大部分時日的晚上九點到十一點之間。只要在這段時間就寢，你就能夠從激素得到巨大的好處。冬季時節，人類會自然睡得比較多，也會稍微提早就寢。夏季月份的情況則正好相反，隨著白日變長，人就會容許自己晚一點睡，享受一下美好的氣候。大自然直接提供了人何時該睡的線索，而我們需要做的就是學習如何察覺這些蛛絲馬跡。

「財富時間」睡眠的活力祕訣 #2

為了幫助自己重啟睡眠週期，讓自己在到了最佳就寢時間的時候能確實感到疲憊，那就要養成起床後馬上去曬點太陽的習慣。這有助於增進人體的自然皮質醇的濃度，讓人體系統全然甦醒。你的身體知道該做些什麼，只要你落實良好的睡眠保健並遵行本書提供的祕訣，身體就會找到自己的天然睡眠週期。

「財富時間」睡眠的活力祕訣 #3

如果健康是你最重視的事，那請不要上夜班。如果服務是你的首要事務，又碰巧必須輪班的話，那你就遵照「睡得更聰明」的其餘策略，盡已所能做一切事物來累積對自己有利的條件。許多人其實並不想做大夜班，但是會說服自己那是不得不做的事，他們沒有選擇的餘地。事實是人永遠都有選擇。一旦你覺得某件事情是不可能辦得到的，當你這麼想的時候，你已經把其實沒有你想的那麼遙不可及的幾百個機會拒之門外。

如果你為了拯救心愛的人的性命而必須換個正常工時的工作，你會找到方法。你總會找到方法的。問題是除非我們被逼到絕境並且痛苦難耐，不然的話，我們往往會怕麻煩而編一套說詞來說服自己。可悲的現實是大多數人（但是你不該如此！）

即使已經到了疼痛難忍的地步，依舊會繼續犧牲自己的健康與幸福。這是因為他們已經忘卻了最重要的事實，那就是只要人願意的話，人是世界上最有創意、最勤勞且最足智多謀的生命體。人定勝天正是我們的力量之所在。一旦體認到這一點，人就可以徹底改變一切。請以健康與幸福為重，決定從事正常工時的工作，並且朝著這個目標行動直到實現為止。

「財富時間」睡眠的活力祕訣＃4

這個祕訣可能對於世上的主要組織中管理輪班和員工的人有所幫助。對於上夜班的人員，如醫師或消防人員，策略之一可能是在一段特定時間密集上夜班，之後就接著比較長的一段正常睡眠時間的時期。常見的輪班方式是讓他們一週有兩天到三天的大夜班，接下來就換回正常的工時。前文談論的護理師研究就發現，一週內經歷數個不同的睡眠週期，其所帶來的傷害不下於持續多年的夜班工作。

較好的方式應是，當有兩個月因為夜班工作而偏離正常睡眠週期之後，接著有十個月依循自然睡眠時程生活，讓身體回復到與自然的晝夜節律同步的狀態。儘管這依然不盡理想，但是只要我們能夠正確行事，我們的身體是有著難以置信的恢復力的。這樣的安排再搭配本書提供的其他祕訣，應是改善那些照護我們生活的人員健康的關鍵。

「財富時間」睡眠的活力祕訣 #5

在夜晚的正常睡眠期間，身體會遵循著可預測的模式，往復進入深度修復性睡眠（深層睡眠）、較警覺階段（非快速動眼期睡眠〔non-REM〕）和做夢（快速動眼期睡眠）等不同階段。這些快速動眼期和非快速動眼期的睡眠一同形成了完整的睡眠週期。

一般來說，每個睡眠週期會持續九十分鐘，每晚會重複六次。六次的九十分鐘正常睡眠週期總計就是九小時的睡眠。

即使你睡了一整晚的覺，可是如果鬧鐘在某次睡眠週期的中間響了，你可能會因而醒來後仍然覺得腦袋昏沉。為了讓你早上醒來感覺更好且更有活力，首先就要從設定鬧鐘做起，要讓鬧鐘響的時間符合這些睡眠週期，而不是按照「八小時睡眠」

的標準。舉例來說，如果你在晚上十點就寢，鬧鐘叫醒你的時間就要設為清晨五點半（總計為七個半小時的睡眠時間），如此一來，你很可能會覺得醒來時更有精神，而不是把鬧鐘設定為早上六點，因為那樣反而會打斷另一次的睡眠週期。

或者，如果你要多睡一個睡眠週期才會精神飽滿的話，那就多睡一個週期。讓我再說明

正常的睡眠週期

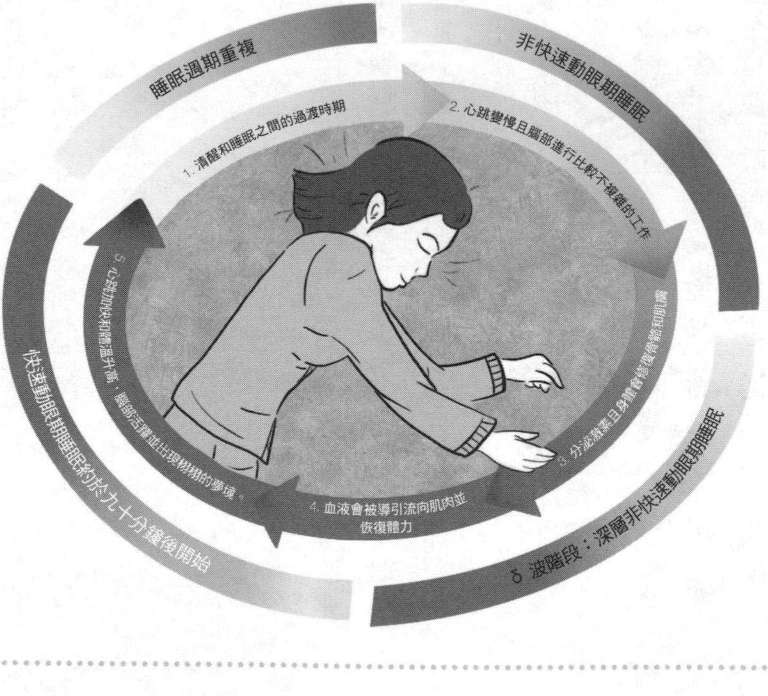

睡眠週期重複
非快速動眼期睡眠
1. 清醒和睡眠之間的過渡時期
2. 心跳變慢且腦部進行比較不複雜的工作
3. 分泌激素且身體會修復骨骼和肌肉
δ 波階段：深層非快速動眼期睡眠
4. 血液會被導引流向肌肉並恢復體力
5. 心跳加快和體溫升高，腦部活躍並出現栩栩的夢境。
快速動眼期睡眠約於九十分鐘後開始

一次，例如你在晚上十點就寢，鬧鐘設為隔天早上七點，你就會有六次的完整睡眠週期。還有一個很棒的祕訣就是，如果你真的面臨需要睡得比平常少的必要情況，那就設定最少四次的睡眠週期，總計六小時的睡眠時間。因此，如果你必須到凌晨一點才能就寢（儘管不理想，但有時就是會發生這樣的情況），鬧鐘就要設在早上七點，而不是早上七點半或八點，這麼一來，當你早上醒來展開一天的行程之際，你會感覺比較好。利用這些睡眠的妙招來取得正面的力量，你的身體將會給予極大紅利來做為回報。

第七章

整健腸道矯正睡眠

你的飲食會對你的睡眠品質造成重大的影響。

請記得食物絕非只是食物而已——食物也是資訊。你吃的食物類型和其中蘊含（或缺少）的營養素，都會自動觸發決定你會擁有何種身體、健康和睡眠的進程。

還不只是如此而已，你的胃腸環境本身就攸關你是否能夠一夜好眠的成敗，正因如此，你在以下學到的訊息真的會徹底改變你的一生。

我們在第二章已經提過，高達百分之九十五的人體血清素都在胃腸道。血清素是由腸黏膜中的腸嗜鉻細胞（enterochromaffin cells）所分泌。當血清素分泌之後，就會啟動系統來增加腸道蠕動。血清素實際上有助於人體消化能力的整體消長。

與睡眠的明顯聯結就在於，血清素是讓人「一夜好眠」的褪黑激素的構建成分；較不明顯的聯結則是，血清素與消化系統的健康對於腦部和睡眠的影響遠超過我們的認知。

科學家近來已經揭示了，人體的腸道其實是一大團的神經組織，（如同腦部一樣）布滿了三十種神經遞質，並且也發現腸道的功能絕非只是幫助你消化三明治後再從另一頭排泄出人體。

因為我們發現腸道具有這些數量龐大的類腦組織，腸道因此名正言順地取得了「第二大腦」的頭銜。嚴格說來，這個第二大腦稱為腸神經系統，是由大約一億個神經元所組成，數目超過了脊髓，甚至也比周邊神經系統要來得多。基本上，人體的胃腸擁有得以輕鬆做微積分的聰明才智，但是卻專注在做更多的事情。

不僅如此（也是相當讓人驚訝的部分），腸道經發現比腦部松果體含有的褪黑激素至少多了四百倍。研究顯示，即使動手術移除了松果體，腸道中的褪黑激素相對來說依舊會維持相同的濃度，而這突顯了腸道的組織（尤其是腸嗜鉻細胞）自行分泌褪黑激素的效率奇佳。褪黑激素是真正的睡眠激素，只要一切運作良好，你的腸道是最佳的供給來源。既然如此，我希望讀者可以開始了解到，腸道的健康（以及發生在腸道的一切）始終會對個人的睡眠品質造成巨大的影響。

迷走神經（vagus nerve）就是把這一切串連在一起的要角。迷走神經遍布在心臟、肺和其他器官直接通往腦部的接合通道。美國加州大學洛杉磯分校（UCLA）研究人員的驚人發現，約有百分之九十迷走神經的纖維是從腸道把訊息傳送到腦部，而不是反向傳輸。換句話說，腸道的環境和健康是控制腦部功能的主要系統，這突顯了發生在迷走神經的一切絕不會只停留在迷走神經的事實。

腸胃主宰大腦（腸胃又被什麼主宰呢？）

加州大學洛杉磯分校的研究人員同時發現，腸道裡好幾兆細菌會不斷地與腸神經系統（又稱第二大腦）溝通；加州理工學院也指出，就讀者已知的血清素分泌方面，腸道裡的某些細菌也扮演著吃重的角色。

寄居在人體的細菌數目比人類的細胞數目約多十倍，而且大多數的細菌都駐紮在腸道裡。千萬別被這個情況嚇到了，這正是應該要有的狀態。我們與這些細菌之間已經演化出了一種共生關係。讀者繼續往下閱讀就會了解到，當處於自然的平衡的狀態時，它們會幫助人體調節免疫系統、消化系統，甚至連睡眠也不例外。

有的細菌是與健康極度共振的友好的腸道菌群，但是也有被稱為伺機性細菌（opportunistic bacteria）不友好的腸道菌群，足以在情況不佳時造成許多損害。然而，即使是不好友的細菌也有一定的作用。請聯想一下漫威電影《復仇者聯盟》（*The Avengers*）中的綠巨人浩克（Incredible Hulk），儘管他幫助團隊打了勝仗，他其實不完全是個好人。如果這個世界充滿了綠巨人浩克的話，事情大概會迅速惡化到不可收拾的局面。

說真的，友好腸道菌群和不友好腸道菌群的比例才是關鍵所在。你會希望是由好菌來操縱人體，那是因為若是由壞菌在支配全局的話，它們會把你帶往速食店的得來速，引發騷動，讓你整晚睡不成眠。

《細胞》期刊（Cell）刊載了一份研究，針對的是不規則的睡眠模式對於腸道菌群的影響，研究人員的結論是畫夜計時系統會影響到體內細菌的平衡。如時差等共通經驗就足以導致腸道裡的微生態失調（dysbiosis），並會因此造成代謝失調。

在該研究中，研究人員以歷經跨越多時區的十小時飛行而出現時差的人為對象，分析了他們在登機前、飛行途中和下飛機之後的糞便樣本。他們發現有時差的受試者的一種細菌數量增多，而眾所皆知該種細菌更常見於肥胖者和糖尿病患者的身上。但是等到這些旅客的睡眠週期恢復規律之後，這些微生物的數量就又回落常軌。

研究人員也發現腸道菌群有著晝夜計時系統，每個夜晚會出現實質的「換崗」現象，以助體內的好菌能夠控管人體。因此，倘若不睡覺或睡不好覺，那伺機性細菌就會趁機掌控腸道（接下來就是大腦了）。

睡眠剝奪經證實（第十三章會再詳細說明）足以導致較差的食物選擇和飲食過度，而這都有助於壞菌繼續控制人體，畢竟它們也是要吃東西的！

從改變飲食來改變睡眠

從這個有關好菌與壞菌的討論，我們在說的就是所謂的腸道微生物群系（microbiome）。為了輔助正常的血清素生產、褪黑激素分泌，以及最佳的整體激素功能，我們務必要避免可能會損害微生物群系而導致壞菌猖獗的事物。

以下是臨床證明會損害或搞亂腸道微生物群系的一些東西：

- 農業化學藥品（殺蟲劑〔pesticides〕、殺菌劑〔fungicides〕、滅鼠劑〔rodenticides〕）：順便一提，英文字尾「cide」的意思是「殺害」！
- 加工食品：研究顯示過多糖分會餵養病原細菌（pathogenic bacteria）。
- 任意或重複使用抗生素：大部分的抗生素並不在乎好菌和壞菌的區別，而是會把一切都趕盡殺絕！

- 化學食品添加劑和防腐劑：大多時候，食物不該有這些東西。
- 氯化水（Chlorinated water）：氯是一種已知的抗生素。雖然氯是很棒的清潔劑，但是只要少量的氯就足以損害細菌的級聯反應（cascade）；如果住家的市政府在水中加氯的話，最好是使用淨水器過濾掉氯。請至網址 themodelhealthshow.com/water，瀏覽更多取得理想用水的相關資訊，並了解它對身體的所有驚人好處。

這些是導致腸道微生態失調的幾個關切重點，但是還有其他的問題要注意。許多為現今社會接受且視為正常的事物其實一點也不正常。我們不該再被蒙蔽，並要了解到攝取人造加工食品已經傷害了大腦與身體之間的聯結，也損壞了我們的整體健康。

例如，我的Podcast節目有一集很受歡迎，《紐約時報》暢銷作家莎拉．加特弗萊德醫師來到了節目中，就針對低糖碳酸飲料之類的東西何以能夠大肆破壞腸道微生物群系分享了自己的洞見。高度加工的碳酸飲料本身就對人體不好了，但是她說道：「低糖的碳酸飲料卻可能比一般碳酸飲料來得更糟糕——這是從它對人體的微生物群系和新陳代謝的影響而言。它會把人的代謝完全搞壞。」許多人都逐漸理解到，只是因為東西隨便被加上了「低糖」（diet）這個字眼，並不意味那就會對人有益。讓真實且經得起考驗的健康資訊成為準則，我們對此還有很長的路要走，但是不再相信行銷流行語的陷阱就是一大勝利。

如讀者所知，這不只是為了睡眠和健康著想而攝取好的東西；這是要避開不太好的東西，如此才能確保正確的東西得以發揮實際作用。以下就讓我們來了解一些重要的食物和營養素，都是你的身體（和細菌）很喜愛而盡力幫助你一夜好眠的東西。

多攝取助人好眠的營養素

談到要攝取讓人保持健康的身體和睡眠所需的營養素，請記得這一點：食物優先。當然，有些時候可以策略性地添加一些厲害的補充品（第十七章會再深入討論，而在本章尾聲也會提到特別的東西），協助補足營養素的缺口，好讓我們能夠矯正有時是終生不足的情況，讓一切回到正軌。

食物之所以對攝取這些營養素至關重要，那是因為人體已經進化到能夠「認出」從原型食物（whole foods）中提取出來的營養素。並不會因為補充品的瓶身標註內有維生素C，就保證你的身體會欣然攝取補充品的維生素C。你的細胞（以及才剛談論過的腸道細菌）

更可能接納的是真食物，畢竟從開天闢地以來，真食物早已演變成各式飲食，至於電影人物表兄維尼（Cousin Vinny）上週在實驗室製作出來的花俏補充品，那就不一定了。

以下羅列的是一些助人好眠的重要營養素，讀者務必要定期攝取，並且是從最好的食物之中取得：

硒（Selenium）：缺乏硒可能會造成睡眠異常。硒也是免疫系統功能和甲狀腺功能的關鍵元素。只需一點硒就能夠讓人獲益良多。硒的極佳來源包括：巴西堅果（Brazil nuts）、葵花籽、牛肉、牡蠣、雞肉和小褐菇（cremini mushrooms）。

維生素C：公共科學圖書館出版的一份研究已經披露，血液中的維生素C濃度較低的人會出現更多睡眠問題，更容易在夜間甦醒。維生素C的極佳來源包括：卡姆果（camu camu berry）、印度聖果油柑子（amla berry）和針葉櫻桃（acerola cherry）等超級食物，以及甜椒、綠葉蔬菜、奇異果、草莓、柑橘類水果和木瓜等較常見的食物。

色胺酸（Tryptophan）：這種營養素之所以重要，那是因為它是人體血清素分泌的前驅物質。色胺酸的來源包括：火雞肉、雞蛋、甘藷、奇亞籽（chia seeds）、大麻籽（hemp seeds）、香蕉、南瓜籽、杏仁、優格和綠葉蔬菜。

鉀：刊載於《睡眠》期刊的一份研究發現，對於無法久睡的人來說，鉀可能有所助益。香蕉通常被吹捧為鉀的最佳來源，但是其實有更好的選擇（對於不想攝取過多糖分的人尤是如此）。綠葉蔬菜、馬鈴薯、食用紫紅藻（dulse，一種富含礦物質的海菜）、青花菜、小褐菇和酪梨都是很棒的含鉀食物。如果你很愛吃酪梨醬（guacamole），那大概是再好不過的消息。

鈣：刊載於《歐洲神經病學》（*European Neurology*）期刊的一份研究顯示了，快速動眼期睡眠的擾亂與鈣缺乏有關。生體可用的鈣的極佳來源包括：羽衣甘藍、甘藍葉菜（collard greens）、芥菜、沙丁魚、海菜和芝麻籽。

維生素D：根據《臨床睡眠醫學期刊》，維生素D缺乏與日間過度嗜睡之間具有強烈相關性。有些食物含有維生素D，如旗魚、鮭魚、鮪魚、鯖魚、香菇和牡蠣等等，但是如同該研究已指出，聰明地沐浴在自然陽光才是提升維生素D濃度的最佳方式。

我們在第二章仔細談論過這一點，需要的話可以隨時回顧參照。但是讀者都很明白，因為居住地點和一年四季的時辰，我們並非總是能夠得到所需的充分日照，而此時就該懂得聰明地補充，至少是在每年的某段時間，善加使用智能生產的維生素D_3補充品。

D_3是一種人體所需的特定維生素D。讀者可以前往網址 sleepsmarterbook.com/bonus，就可以瀏覽我羅列在「睡得更聰明」額外資源手冊中個人最愛的維生素D_3補充品。

Omega-3 脂肪酸：英國牛津大學主持的一項研究指出，omega-3 脂肪酸有助於讓人睡得更安穩。含有 omega-3 脂肪酸的一些食物來源包括：奇亞籽、南瓜籽、大麻籽、核桃、比目魚、鮭魚和亞麻籽（flax seeds）等等。值得注意的是，我們已知 omega-3 脂肪酸對熱很敏感，因此熱度過高會損害你想要攝取的敏感性油品。正因如此，不妨使用具有聲譽的品牌所生產的亞麻仁油（flax oil）、魚油和磷蝦油（krill oil）等冷壓油。

褪黑激素：有些食物確實含有少量的褪黑激素，另外則有一些食物有助於促進人體褪黑激素的分泌。褪黑激素含量最高的酸櫻桃（tart cherries）是無可匹敵的食物來源，但是核桃、薑根和蘆筍也含有極少量的褪黑激素。能夠自然地提高體內褪黑激素濃度的一些食物則包括：鳳梨（某個研究將此列為首選）、番茄、香蕉和柳橙等等。

維生素B_6：這個不可或缺的維生素有助於調制身體的壓力反應，並讓神經系統放鬆。維生素B_6的一些最佳來源包括：香蕉、優格（請食用無糖的有機產品！）、腰果、花生醬、杏仁、酪梨、魚類、番茄、菠菜、甘藷、海菜和雞蛋。

益生菌（Probiotics）**與益生元**（prebiotics）：益生菌補充品在今日已日漸大受歡迎，但是有許多食物都能夠提供有益菌叢來促進人體消化的健康。在人類歷史中，大多數歷史悠久的文化都擁有某些形式的發酵食物或飲品，以下列舉了一些經過時間考驗的食物：德國酸菜（sauerkraut）、辛奇（kimchi，舊稱泡菜）、醃菜（基本上什麼都可以拿來醃漬！）、味噌、優格（乳製品或非乳製品皆可）、克菲爾（kefir，乳製品或非乳製品皆可）和康普茶（kombucha）。

這並不表示你應該要開始大口吞食商業優格製品或益生菌丸。這些不同產品所含的菌株都極為不同，而你需要用來療癒腸道和消化系統的東西，跟另外一個人所需的可能大不相同。如果你懷疑自己可能有腸道微生態失調的問題，我力薦你瀏覽「睡得更聰明」額外資源手冊來取得更多相關資訊。

若想協助益菌在體內茁壯並抑制壞菌生長，另一個有用要素就是攝取厲害的含有益生元的食物。益生元是協助益生菌在體內成長和活動的必要複合物。經證實有益腸胃和身體健康的益生元食物列舉如下：耶路撒冷洋薊（Jerusalem artichokes）、生大蒜、生洋蔥和煮熟洋蔥、蒲公英葉和蘆筍等等。

還有許多對人類健康相當重要的食物和營養素。食用真食物最棒的地方就是，在攝取上述食物的同時，你同時也會獲得裡頭的其他一大堆營養素，全都是美味且生體可用的形式。

不用說也明白，這些最好是經過最少加工程序的有機食物（特別是在知道化學添加劑對腸道健康能造成的損害之後）。但是除了所有這些極具價值的營養素之外，以下則是另一種獨具一格的營養素。

一種強大的礦物質

鎂是獲得認證的抗壓礦物質，有助於平衡血糖、優化循環和血壓、鬆弛緊繃的肌肉、減輕疼痛，以及安定神經系統。不過，正是因為鎂有這麼多功效，故而往往很快就會被人體吸收殆盡。

缺鎂症極可能是今日世界中人體礦物質缺乏的頭號病症。估計有多達百分之八十的美國人口都有缺鎂的情況，而且有些專家認為這實際上是個保守估計的數字。你很可能並沒有攝取足夠的鎂，而只要能讓體內鎂的濃度升高，幾乎就能立即減輕身體壓力和改善睡眠品質。

鎂不只是對優化睡眠很重要，同時也是整體健康和長壽的關鍵。刊載於《重症醫學期刊》（*Journal of Intensive Care Medicine*）的一份研究顯示，缺乏鎂的人過早死亡的機率可能會倍增。我不知道讀者怎麼想，但是我可不想要時候沒到就早早上天堂。優化體內的鎂濃度正是活得健康又長壽的關鍵。

馬克・海曼醫師（Mark Hyman, MD）是美國克里夫蘭功能醫學診治中心（Cleveland Clinic Center of Functional Medicine）主任，他在討論鎂的時候表明：「這個重要礦物質實際上與超過三百種酶反應有關，散布於所有的人體組織中——但主要是在骨骼、肌肉和腦部。人需要鎂才能讓細胞產生能量、協助許多不同化學幫浦的運作、穩定細胞膜，以及幫助肌肉鬆弛。」

體內的鎂濃度會是個嚴重問題，還是會帶來極大好處，那就端視你是處於光譜的哪一端，這絕不可以等閒視之。

除了已經證實鎂對身體的影響之外，研究也顯示缺鎂症的主要病徵之一就是慢性失眠。這是很寶貴的資訊，因為這讓我們了解到，只要提高體內的鎂濃度就可以迅速提升睡眠品質。

提高鎂濃度的聰明做法

因為我們現在身處在高壓世界，使得鎂在體內被消耗殆盡，因此只靠食補可能無法解決鎂缺乏的問題。服用補充品可能也不是提高體內鎂濃度的最佳方式。研究顯示大部分的鎂都在消化過程之中流失。那我們通常會怎麼補足那些流失掉的補充品呢？當然就是吞下更多的補充品！

服用了太多低成本的內服鎂補充品的問題就是會讓你跑廁所，跑得比短跑名將尤塞恩．博爾特（Usain Bolt）還要快。實際上，鎂會把更多的水分帶到腸道，可能會讓人突然要跑廁所，甚至要跑很多次才夠。講白了，你到頭來可能會搞得褲子一團糟。

說到取得鎂的來源，品質首重一切。少量的優質補充品搭配富含鎂的飲食就能有所助益（請見下文的活力祕訣說明）。但是若想安全有效地提高體內的鎂濃度，最有效的方法則是在局部皮膚上噴抹吸收。

人體可以藉由透皮（經由皮膚）的方式來吸收鎂，而這是人們已知好幾百年的事實。你是否聽過加入瀉鹽（Epsom salts）泡澡可以消除疼痛、減輕壓力和一夜好眠這樣的說法呢？瀉鹽實際上是名為硫酸鎂（magnesium sulfate）的一種含鎂化合物。

我們現在已經發展出了絕對更好的各式外用鎂，如含鎂浴鹽和標準外用鎂油，通常至多百分之二十可被人體吸收。我自己用的和推薦給客戶使用的外用鎂，不僅是百分百生體可用，也有百分百的純度，都是絕對有效的東西。我發現只要使用了這種鎂油，睡眠品質就會比較好，而且屢試不爽，所以我現在幾乎每晚都會在皮膚塗一點再入睡。

再次重申，因為大量的鎂都會在消化過程中流失，所以最理想的方式莫過於透過皮膚來吸收以超臨界萃取技術製成的外用鎂。我最愛的外用鎂油是「安心鎂噴劑」（Ease Magnesium），讀者若想得知更多的相關資訊，請參閱額外資源手冊（網址：sleepsmarterbook.com/bonus）。

好眠營養素的活力祕訣＃1

把外用鎂油收藏在床邊，在鑽進棉被入睡之前記得使用。以下是最佳使用部位：

1. 任何感到痠痛的地方（希望讀者都有遵照第十一章的運動建議！）。
2. 胸口（這是對齊心臟〔最仰賴鎂的人體器官之一〕和胸腺〔免疫系統的主要調節腺體之一〕的重要位置）。
3. 頸部和肩膀周遭（許多人承受諸多壓力的位置）。

可以大量噴抹並加以按摩。每個部位最好是噴抹四次到六次。

好眠營養素的活力祕訣＃2

飲食中也要加入富含鎂的食物。由北達科他州大福克斯市人類營養研究中心（Human Nutrition Research Center in Grand Forks, North Dakota）的詹姆士・潘良德博士（James Penland, PhD）所主持的一項研究發現，含鎂量高且含鋁量低的飲食與不中斷的深沉睡眠有關係。綠葉蔬菜、如南瓜籽和芝麻籽，以及螺旋藻（spirulina，又名藍藻）和巴西堅果等超級食物，都是可以提供高濃度鎂的食物。

好眠營養素的活力祕訣＃3

人們之所以經常在半夜醒來涉及了多種潛在原因，但是其中常被忽視的就是胃腸道出現了麻煩，即是有了寄生蟲。大錯特錯的想法就是認為寄生蟲只會出現在未開發國家。寄生蟲確實在未開發國家比較普遍，但是其實無處不在。這就是我們星球運行的方式。這些投機的生物想要偷渡躲藏在你的腸胃和組織之中，把你當成大眾交通工具使用，附帶享用吃到飽的自助大餐。研究顯示寄生蟲會讓人徹底生病，還會出現影響食慾之類的事。根據《紐約時報》暢銷作家艾米・邁爾斯醫師（Amy Myers, MD）的見解，寄生蟲也會擾亂人體的晝夜節律而干擾睡眠。

寄生蟲可以來自食物、用水、寵物、不安全性行為、公共馬桶座和其他管道。不需要為此而嚇壞了，因為強大的免疫系統會幫忙抵擋這些生物，並把它們排出體外。不過，由於現今許多人的健康早已出了問題，因而很容易遭受寄生蟲感染。這也是何以透過多攝取好眠營養素（和整體上支持免疫力的營養物）來強化免疫系統，對你的健康如此重要的另一個原因。

如果你經常會在半夜醒來，而且認為可能是寄生蟲問題的話，那與其事後懊悔，不如去看醫生檢查，防範於未然。問題是一般標準檢測並無法給予全面準確的結果。邁爾斯醫師說道：「寄生蟲的最佳檢測方式是糞便檢測。如果醫師懷疑病患有寄生蟲的話，大多數都會進行傳統的糞便檢測；然而，這些傳統檢測法驗出的結果，都無法跟功能醫學所使用的糞便綜合檢測一樣準確。」請善用「睡得更聰明」額外資源手冊的資訊，你就可以找到美國境內哪裡可以進行準確的糞便綜合檢測（以及其他一些國家的相關資訊）。要像電影《空軍一號》（*Air Force One*）中的哈里遜・

福特（Harrison Ford）一樣，告訴那些偷渡躲藏的寄生蟲，「滾下我的飛機！」

好眠營養素的活力祕訣 #4

請盡全力避免攝取會阻礙血清素和褪黑激素分泌的潛在損害腸道的化學物質，力求大部分的飲食都食用有機、在地種植且未經加工的食物。儘管可以容許吃一些有趣的食物，但是絕大部分的食物都要是對健康、大腦和睡眠來說是安全無虞且富有營養。每天務必食用上文提到的好眠營養素三份到五份的食物，如此一來，即可從體內來改善自己的睡眠。

第八章

打造一個睡眠的庇護所

倘若對你來說恢復活力的睡眠是極為重要的事，你就需要以如此的態度來採取一些根本行動。臥室主要應是為了兩個目的：睡覺和另一件我們很快就會談論的事。

人類是有慣性和需要棲息地的生物。人的大腦總是想要找出模式，以便隨著環境不同而有自發行為。經過一段時間之後，你在每天的特定時刻進入住家的不同房間時，你將不需要刻意思考自己該做些什麼事。你就只是走到房間裡開始做那些事。可能是在早晨走到廚房啟動咖啡機；可能是下班回家後晃到客廳打開電視；可能是在晚上走到浴室拿起牙刷開始刷牙。你真的不必花太多心思在這些事上面；事情似乎就會自然發生。事實上，倘若你試著以不同方式去做，這些事反倒會讓人覺得很彆扭。（你是否曾經換用非慣用手刷牙呢？你會感到極為笨拙，覺得乾脆用腳算了。）

這些行為為何會自動發生？為什麼用不同方式去做會是如此困難呢？簡而言之，你的大腦就是如此接連的，而這都是由於髓磷脂（myelin）驚人力量的緣故。

髓磷脂是包覆、保護和隔離神經的脂肪物質，神經衝動因而能夠在腦部和人體其他部位之間快速傳導。髓磷脂包繞著（控制人類活動的）神經通路，每當我們重複某個活動時就會生長——長期下來，信號的傳輸即可更快速順暢。這就造就了人們經常認為這與所謂的肌肉記憶（muscle memory）有關。

當某人第一次很生疏地揮桿打高爾球（動作時必須要思考每個小細節，但是卻只能擊出自己能力所及一半的距離），等到擁有多年揮桿經驗之後，可以在甚至都不需要煩惱如何揮桿的問題，就能夠把高爾夫球擊出相當不錯的距離，這兩者之間的差異就在於髓磷脂的成長。並不是每個人都可以像高爾夫球喜劇電影中的快樂吉爾莫（Happy Gilmore）一樣，一開始就能把球擊出去幾百碼遠，就連世界上最偉大的高爾夫球員也需要讓行為自動化，使得自己打起球來跟呼吸一樣自然。

神經元會一起發出訊息，連結在一起。因此，當你重複做一件事，那件事實際上就會在大腦形成一個堅固結構。據此來看睡眠的環境，如果你在臥室裡任意進行許多活動，那麼當你進房，你大概無法與睡眠產生強烈的神經聯結。

當你走進臥室時，部分的腦袋可能就會開始運轉，可能是預期你要看電視、要打開筆電做事、要回覆電子郵件，或者是要瀏覽社交媒體網站。你的腦袋會開始做已經習慣要做的，但不必然是你想要它做的事情。你或許認為自己是個相當成熟的「大人」了，想要何時就寢的決定是操之在你，但是我們其實不過都是有著相同基本程序設計的超大號娃娃。不管是你為臥室所打造的環境，還是你在臥室裡所做的事情，這些都對你的睡眠品質有著顯著的影響。

我們要認清的重點就是，帶著公事與你一起上床睡覺可能是你犯下最嚴重的冒犯睡眠的罪行之一。不只是因為這麼一來會讓公事與睡眠產生負面聯結，要是不小心的話，這還可能會為你的感情生活帶來嚴重的麻煩。在第十二章裡，我們會談論更多為了改善睡眠品質而可能要要從臥室抽離的事情。我們現在則是專注在你可以為臥室做出的小小增補，以便打造出能讓自己一夜好眠的庇護所。

再度呼吸

當你想像一個庇護所時，你想到的是什麼？你的腦海可能會浮現新鮮的空氣、流水、漂亮的植物和安詳的環境。好消息是這些都是你可以為自己的私人睡眠庇護所重新打造的事物。

新鮮的空氣極為重要。你知道你所呼吸的空氣中的離子會變得「不新鮮」而沉悶不流通嗎?你呼吸的空氣不只是會把氧氣帶到細胞,也會帶入對健康和幸福相當重要的其他離子元素。當家裡的空氣變得停滯,空氣中的離子就會開始失去(負)電荷。若想解決這個問題,你只需要讓空氣再次流通即可,諸如打開窗戶或啟動電風扇等這麼簡單的事,就足以讓臥室裡的空氣流通。

如果你身處於無窗或室外溫度為零下二十度的瘋狂處境的話,不妨使用高品質的空氣離子機(air ionizer)來重新活化室內空氣。臨近瀑布、海邊、溪流和山巒之處都有豐富的負離子,我們許多人都曾經在這些地方呼吸過「新鮮空氣」,親身體驗過其療癒的效益。你確實可以選用適切的空氣離子機來模擬創造出部分的正面效應。

負離子可以從三大方面來改善我們的健康:

1. 藉由提供自由電子(free electrons)來活化空氣。
2. 與異味、真菌、黴菌、寄生物和有毒的化學氣體結合產生氧化作用。

3.與灰塵、花粉、香菸煙霧和寵物毛屑結合而形成較大的粒子（如此一來要在住家清除這些東西就容易多了）。

空氣離子機不只是對臥室有好處，對整個居家空間也很棒。市面上可以找到數種空氣離子機，讀者不妨參閱額外資源手冊（網址：sleepsmarterbook.com/bonus），即可取得我最愛的空氣離子機清單。

如果你身處冬季時節而無法開窗或啟動風扇來讓新鮮空氣在室內流通，那麼至少要使用基本的空氣加濕器，這不僅能夠改善空氣品質而促進睡眠，也能防止你的黏膜變乾，而較不易受到感染。

空氣加濕器讓空氣濕潤了一些，提供了睡眠庇護所環境所需的水元素。另外，有些人覺得桌上型噴泉或「迷你瀑布」的聲音，讓人在夜晚放鬆而更好入眠的效果很棒。我當然不是在說水龍頭漏水的滴水聲，但是不少研究顯示聆聽水流聲會讓心跳和呼吸舒緩下來。對於長期睡不安穩的人而言，水流聲確實有不容小覷的助眠功效。

伊甸園

可以與天堂畫上等號的事物之一就是植物。因為住家栽種植物可以說是對人大有裨益，因此著實不該忽視。當然。你不需要如同電影《異形奇花》（*Little Shop of Horrors*）一樣讓植物盤據你的小窩，但是聰明地選一盆或兩盆室內植物真的能有驚人成效。

像是常春藤（English ivy），美國太空總署就把它列為淨化空氣效果最佳的室內植物。常春藤吸收甲醛（formaldehyde，一種已知的神經毒素〔neurotoxin〕）的能力無可匹敵，而身處在高度工業化世界的大部分人們現今都暴露在甲醛之中。常春藤相當容易種植且適應力強，可以垂掛或放置於地板上，只需在溫度和日照適中的環境裡就能成長。

另一個相當適合放置在睡眠庇護所的植物是多年生的虎尾蘭（snake plant），不需太多陽光或水就能長得茂盛。虎尾蘭最特殊的一點就是能夠在夜間吸收二氧化碳和釋出氧氣（大多數植物都是在日間進行），因此是提升室內空氣品質的完美植物。

不容否認的是，某些植物的外觀和味道也同樣對人體具有安定效果。如爬藤植物茉莉花（jasmine），根據美國西維吉尼亞的惠靈耶穌會大學（Wheeling Jesuit University in West Virginia）主持的一項研究結果，對於睡眠品質、減輕焦慮和趕走起床氣方面，茉莉花都有正面功效。研究發現，茉莉花的氣味並不會讓人睡得更多，但卻能夠減少正常睡眠週期被打斷的情形，進而改善睡眠品質。雖然茉莉花並非是傳統的室內植物，但是現在已經愈來愈受到歡迎。此外，茉莉花和其他植物的精油經證實也有許多相同的正面功效。你若願意的話，不妨使用精油擴香器，或是在睡前簡單地在枕頭套上輕抹幾滴，即可吸收到精油的好處。

不管是養些植物、添加舒緩的流水聲，或是改善室內空氣品質，反正就是做一些讓自己在專屬的睡眠庇護所會放鬆和舒服的事，讓臥室成為滿溢著平靜、安定、輕鬆的神聖之地。因此當你進入自己的睡眠庇護所時，整個環境就能夠讓你平和地進入夢鄉。

睡眠庇護所的活力祕訣 #1

第一步就是要為住家添增至少一盆室內植物，提升室內的空氣品質。如果你不擅園藝，連自己的儀容整潔都照顧不好的話（更甭說要照料植物了），那就請你養不需要怎麼照顧的植物。放置室內植物的優點實在多到不容割捨；只要確定所養的是適合自己的植物，切勿讓其成為另一個壓力來源。如果你不知道取得室內植物的好管道，請瀏覽「睡得更聰明」額外資源手冊列出的選項，即可知道從哪些地方可以找到許多最受歡迎的植物種類（有些甚至會直接運送到府）。

睡眠庇護所的活力祕訣 #2

如果你與他人共享一個睡眠空間，務必與對方協議不要把工作帶入臥室。這應該是你們雙方的神聖之地，通常只需交心傾談就能達成共識。最應該遵守這項協議的人就是你自己，因此一定要有自制力，只在床上睡覺和進行接下來第九章所討論的事情。

第九章
性高潮

這是臥室應該被用來做的另一件大事（可別說你不知道）。對大多數人來說，性高潮宛如最強烈的鎮靜劑。研究顯示，發生性高潮時，女性和男性都會釋放一種化學混合物，其中包含了催產素（oxytocin）、血清素、去甲腎上腺素（norepinephrine，或稱noradrenaline）、血管加壓素（vasopressin）和腦下垂體所分泌的激素泌乳素（prolactin）。

但是唯有通過體驗才知好壞，是不是呢？雖然大多數的人都知道性高潮能夠助眠，可是真的有人會為了自己好而這麼做嗎？讓我們深入檢視這個人體化學混合物，進一步了解何以性行為幫助我們一夜好眠的顯著效果。

催產素

催產素有時候被稱為情愛激素或擁抱激素，這是因為當人們發生親密的行為，如擁抱、觸摸，當然還有做愛時，這種激素能讓彼此之間的關係更融洽。

催產素的濃度會因為性高潮而提高，而且根據刊載於《調節肽期刊》（*Regulatory Peptides*）的一份研究，催產素具有抗拒皮質醇效應的鎮靜效果而有助睡眠。

催產素一般是下視丘所分泌，然後儲存在腦下垂體。由於與人體的主要腺體和器官有深度聯結，催產素的分泌因此會引發一連串的人體反應，其中包括會分泌另外一種名叫腦內啡（endorphins）讓人感覺良好的化學物質。分泌時，讓人放鬆的激素和腦內啡頓時激增，你因此就可以睡得又香又甜。關於腦內啡的英文「*endorphins*」有個趣聞：此字的字源是「*endogenous*」（意思是內生的）和「*morphine*」（嗎啡，源自於希臘神話中的睡神摩爾甫斯〔Morpheus〕）。

血清素

我們在前幾章討論過血清素，因此相信讀者們都已明白它對睡眠的巨大影響，性行為不過是另一種能讓人體瞬間釋放這種強大的抗壓神經遞質的方式。當人感覺自己很重要且受人關注，血清素也會開始流動，正因如此，這不僅僅是性行為而已，也攸關兩人的關係、聯結和整體經驗。

根據《神經生物學進展》（*Progress in Neurobiology*）期刊刊載的一篇研究，如同腎上腺髓質所分泌的激素去甲腎上腺素，血清素對於保有正常的睡醒週期（sleep-wake cycles）也極為重要。

去甲腎上腺素

去甲腎上腺素舊稱正腎上腺素，是腦部和身體中的一種激素和神經遞質，在調節人體覺醒系統（arousal system）與維持正常睡眠狀態方面扮演著重要角色。

在睡眠初始，血清素的分泌會變多，即可增強深沉的非快速眼動睡眠。去甲腎上腺素的分泌是發生在快速眼動睡眠，以便促進快速眼動睡眠的效能以及其所提供的生理益處。研究指出，這些睡眠階段的消長變化主要是受到這兩種神經遞質關係的影響。

去甲腎上腺素也涉及褪黑激素的合成，因此也有助於調節正常睡醒週期。去甲腎上腺素是由中樞神經系統、自律神經系統和腎上腺所分泌，對於平衡人體的整體壓力反應具有關鍵性作用。

血管加壓素

刊載於《臨床心理藥物學期刊》（*Journal of Clinical Psychopharmacology*）的一份研究指出，血管加壓素可提高睡眠品質，並降低睡眠時的皮質醇濃度。

血管加壓素在下視丘合成後，會儲存在腦下垂體後葉。證據顯示，在人類社會行為、性動機（sexual motivation）、配偶結合和整體壓力回應中，血管加壓素扮演著重要角色。這種相當複雜的激素擁有許多功能，但是在性行為後可以直接釋放到大腦，而就是這個事實讓研究人員相信，這種激素連同催產素都能增進人體的放鬆反應。

泌乳素

泌乳素是與性滿足有關的一種激素，也與睡眠密切相關。研究顯示，泌乳素的濃度在睡眠期間自然就會比較高，而動物的體內注入了這種化學物質之後就會即刻感到疲倦。研究清楚地表明，人在經歷性高潮後的一個多小時，不分男女，體內血漿中的泌乳素濃度都會大幅提高。正因如此，我們終於可以理解為何性行為有時會被說成是跟人上床睡覺。因為泌乳素與性滿足有關，因而此激素的分泌正是男性通常需要時間恢復而無法馬上「力戰第二回合」的原因。還有一點很重要，就是與自慰相較，男性經由性交達至高潮所分泌的泌乳素有四倍之多。

根據《性醫學期刊》（*Journal of Sexual Medicine*）的研究報告，對於女性來說，泌乳素的激增深深關係到性高潮的質量和隨之而來的性滿足。這種腦下垂體分泌的激素關係到免疫系統功能的改善、良好睡眠，以及生活品質的改善。這也是讓我們彼此更親近一些、享受性高潮所帶來的健康益處的另一原因。

反之亦然

根據近來的研究，不只是美好的性生活可以讓人睡得好，睡得好也可以讓人的性生活美好。

刊載於《性醫學期刊》的一份研究發現，睡好睡飽的女性會愈有性慾，而且在做愛時會性慾更高漲。一夜好眠的隔天，經證實性愛活動的可能性會增加百分之十四。

世上的每個男性伴侶都應該謹記這一點：如果你希望你的女性伴侶健康快樂的話，那麼你就必須竭盡所能讓她在晚上睡個好覺。

不分男女，缺少睡眠都會導致性慾低落和性健康不佳。睪固酮（testosterone）是其中的重要關鍵，根據《腦研究》（*Brain Research*）期刊所提供的數據，睡眠剝奪會導致男性體內分泌的睪固酮減少。睪固酮低下會衍生一連串的問題，如增加體脂肪的屯積、憂鬱，甚至是勃起功能障礙。

喬恩·L·普賴爾醫師（Jon L. Pryor, MD）是美國明尼阿波利斯市的明尼蘇達大學醫學院（University of Minnesota Medical School in Minneapolis）泌尿外科教授，他說道：「睡眠剝奪會增加男性罹患勃起功能障礙的風險。」這是因為當睡眠不足時，睪固酮的濃度就會驟降。而讓整個情況雪上加霜的問題是，由於睪固酮低下會讓人性慾低落，所以你可能根本不在乎。

為了改善性健康，你就必須要改善睡眠。這是讓我們增強力量的方式之一，只是當人們努力重獲活力、能量和慾望時，他們卻往往會忽視這一點。睡眠不足會讓問題變得極為糟糕，而優質的睡眠則可以讓一切變得極為美好。

安全地入眠

性和性高潮所帶來的好處不僅限於睡眠領域，還包括了強化免疫系統、對抗憂鬱，以及確實會讓人更長壽。我們能夠產生和給予性高潮的能力是與自身的健康和幸福密切相關的。

我在此要再次重申何以這會效果顯著，事實上，大腦才是人體最大的性器官，因為它在激起性慾方面扮演著關鍵角色（所以誰說大小沒有關係呢？）。為了滿足性生活和獲得從未有過的一夜好眠，其中的關鍵就是要培養腦部與身體之間的聯結。

負起責任、開心地玩，並且享受性高潮為生活所添加的益處。

性高潮的活力祕訣 #1

溝通永遠是這個方面的關鍵。一樣米養百樣人，因此足以滿足每個人的事物皆不盡相同。找出你的愛人和你自己喜歡的是什麼，彼此分享資訊，畢竟我們都不是有著透視能力的超人。

與伴侶分享什麼會挑起自己的性慾，以及什麼會讓自己達到高潮。我敢拍胸脯保證，這對你們雙方都是很寶貴的訊息。

性高潮的活力祕訣 #2

營養和運動也是維持性健康的重要一環。每日飲食務必納入許多在第七章提及的好眠營養素和食物（其中大多數都已證實也有益於生殖系統！）。接下來的一些章節還會提到更多強大的營養素和運動的資訊，因此請預備付諸行動，而你很快就能親身見證成效。

性高潮的活力祕訣 #3

要動手動腳。性愛對睡眠的影響，其中很明顯的就是涉及了體力的消耗。你在過程中不斷磨蹭和衝撞，自然會在完事之後更加疲憊。你不需要就只是躺在床上以平淡無奇的方式來度過大半時光。四處移動、完全投入且全力衝刺。當然，只是躺著接受也很好，但是如果你真的想要一覺到天亮的話，你一定要付出一些心思和體力。

第十章

讓臥室變黑

人在黑暗的環境會睡得比較好，儘管這是大家都接受的事實，但是卻有許多人全然不知善加利用。

不管臥室裡有著什麼類型的光源都會打亂人的睡眠模式。對大多數人來說，就算帶著眼罩睡覺也不敢保證百分之百管用。

你是否知道人的皮膚實際上具有能夠接收光線的受器嗎？這些光感受器（photoreceptors）類似於視網膜中的光感受器，因此你的皮膚是真的看得見東西。美國布朗大學的研究人員發現皮膚細胞也會產生視紫質（rhodopsin），那是一種在視網膜中也能找到的光敏（light-sensitive）化學物質。如果臥室裡有光，你的身體就會接收到並傳送訊息到腦部和器官而干擾睡眠。

美國康乃爾大學進行一項研究來實地檢驗上述現象。研究人員在受試者的後膝窩放置一條光纖電纜，照亮了約一個二十五分美元硬幣範圍之內的一小塊皮膚。受試者除此之外是睡在一片漆黑之中，但是那微小的光源依舊足以影響到受試者的體溫與褪黑激素的分泌。這項研究重申了重點並不只是要遮蔽人的雙眼，而是要打造一個睡眠環境來助人一覺到天亮。

光的黑暗面

因為在全黑的空間裡睡覺是如此重要，夜間的光線因此也被稱為「光害」。光害指的是人造光源造成的任何負面效應。人類（以及其他多數生物）已經演化到能夠隨著可預測的光亮和黑暗的階段調節身體，繼而設定晝夜時鐘。當人造光源成為社會廣泛認可的普遍現象之後，事實上也改變了白晝的長短，如今有光的時間不再是半天而已，我們已經用人工的方式讓整天都可以有光。儘管研究指出一些人類古文明的睡眠時間與當今社會相近，但是古今的睡眠品質卻有著巨大的差異。現今的自然晝夜週期已經被打亂了，結果就是我們的睡眠遭殃了。

光害最具破壞性的影響之一就是必定會對褪黑激素的分泌造成影響。研究顯示，倘若人在通常的睡眠期間受到光照的話，褪黑激素的分泌就會被抑制而減產超過百分之五十。這真是太糟了！

我們已經討論過褪黑激素對睡眠的價值之所在，但是它還可以在許多層面支援人體。褪黑激素已經證實的功效如下：

- 改善免疫系統功能
- 維持血壓正常
- 抑制癌細胞擴散和腫瘤增長（包括白血病在內）
- 加強保護 DNA 和清除自由基
- 降低罹患骨質疏鬆症的風險
- 降低腦部斑塊沉積的風險（如阿茲海默症患者的情況）
- 緩和偏頭痛和其他疼痛
- 改善甲狀腺功能

●提升胰島素敏感性（insulin sensitivity）和減重成效

褪黑激素是激素中的美國知名雙棲運動員博．傑克森（Bo Jackson），只要是跟健康有關的事情，它都「知道」該如何伸出援手。

不管是睡眠不足，還是說不是在黑暗中入睡，這些都會加速人的老化並流失生命力。因此，在所有新發現的數據背書之下，改善睡眠的最佳解決之道就是要讓臥室陷入一片漆黑。

請為自己準備一些時下流行的「遮光」窗簾，這在大部分的零售店都可以找到。此外，臥室裡不能有任何不間斷的光源。今晚就做這兩件事，我敢保證你隔天一定會想要向我道謝。睡眠專家們都建議臥室要漆黑到伸手不見五指的地步。我是個從小就有小夜燈陪伴長大的人，因此這對我也真的是個重大進步。

說到小夜燈，美國費城賓州大學沙伊眼科研究所（Scheie Eye Institute at the University of Pennsylvania in Philadelphia）的研究人員發現，即使只是使用一盞簡單的小夜燈，也可能會造成小孩近視，進而在日後出現更嚴重的視力問題。在該研究中，四百七十九名兩歲幼童被放置在三類不同的空間入睡：（a）全黑、（b）開著一盞小夜燈或是（c）開著室內大燈。研究的結果令人震驚。

研究人員發現，睡在全黑房間的幼童後來有百分之十罹患近視，但是睡在開著小夜燈的幼童則是百分之三十四，而房裡開著室內大燈的幼童罹患近視的比例更高達百分之五十五。雖然這項研究並沒有涵蓋所有可能的變數，但是得出的結果絕對值得我們思量。這不只是對身為成年人的我們來說很重要；如果你有兒孫後輩的話，也該重視這項研究。

在全黑的環境中入睡是我們的基因預期我們會做的事。現今，臥房裡整晚流露著某種光線是很常見的景象。既然你無法控制外在的世界，那麼你就需要完全控制自家的環境。新型汽車前照燈和街燈使用的發光二極管（LEDs）會發射光源光譜中最會破壞睡眠的光源。這就是為什麼取得一些遮光窗簾會是如此重要。

請動手把臥室改造成一個美好舒適的睡眠洞穴。對我個人來說，做了這一件事之後，我的睡眠就立即改善了。我讓臥室全黑，自此之後每天都能一夜好眠。

光能容器（LUX Capacitor）

當今社會已經相當仰賴照明，而這是我們無法回到過去將之改變的事實，但是我們可以做幾件事情來減少過度照明對人體所帶來的負擔。

哈佛醫學院的研究發現，夜間的光照會讓人體的生物時鐘變得不正常，而這是讀者已經知道的事。然而，研究人員還發現並不是所有顏色的光都會有相同的效應。

哈佛的研究人員做了一項實驗，比較了暴露在明亮度一致的藍光（如同你曝露於日常使用的科技裝置的光源）和綠光各六個半小時的影響。結果顯示藍光抑制褪黑激素分泌的時間約是綠光的兩倍，同時改變晝夜節律的多寡也達兩倍之多（三小時與一個半小時的差距）。

該研究指出，只要改變你在夜間所接觸的光源色譜，體內的褪黑激素就不會遭到像《回到未來》中欺負主角的畢夫（Biff）一樣的藍光力量所霸凌。

顏色甚至有著會影響到它們對人體衝擊的相應溫度。根據絕對溫標（Kelvin scale），藍光是屬於光譜的最遠端，意味著出現藍光時的溫度較高，而紅光則是在較低和較涼爽的溫度。這與顏色在文化上的關聯性是相反的：紅色是「熱的」，而藍色是「冷的」。

這就可以解釋為何哈佛的研究人員會建議在夜間使用黯淡紅光，根據他們的研究數據，「在改變晝夜節律和抑制褪黑激素分泌方面，紅光的力量是最小的。」

與其曝露在燈具和頂燈的標準燈泡散發的熱光之中，不如在夜晚時利用柔和的燭光，讓自己進入美好的夢鄉。人類使用珍愛的火光已有悠久的歷史，我們用火來烹煮食物、暖和身體和照亮夜間行走的路。不過，請記得燭光依舊是在家裡點燃了一小撮火，因此使用時務必謹慎小心。

你還可以把家裡的某些照明或一些燈具汰換成紅色燈泡，這會有助於營造出浪漫的氣氛，讓你得以進行在第九章所學習到的事情。不管你是搖滾樂、節奏藍調、鄉村音樂，或甚至是韓國流行音樂的樂迷，紅光的影響之大，

不同狀況下的照度

照度	表面的照明來源：
0.0001 lux ＊	無月多雲的夜空（星光）
0.002 lux	露著夜輝的無月清澈夜空
0.27 到 1.0 lux	清澈夜空的滿月
3.4 lux	清澈夜空下民用曙光的黑暗限度
50 lux	家庭客廳照明
80 lux	辦公大樓通道／廁所照明
100 lux	烏雲密布的日子
320 到 500 lux	辦公室照明
400 lux	晴天的日出或日落
1000 lux	陰天；一般電視錄影棚照明
10,000 到 25,000 lux	全日光（非直接日照）
32,000 到 100,000 lux	直接日照

＊譯注：lux（勒克斯）為光照度單位。

已經足以出現了不少與它有關的歌曲。

請記住很實用的這一件事，那就是有關係的並不只是光的顏色而已（儘管這極為重要），跟照度其實也有關聯。勒克斯（lux）是用來衡量光照度的單位。從圖表中即可看出，直接日照的照度可以高達十萬勒克斯。相較於人類祖先從月光得到的正常光照（低於微少的一勒克斯），你就可以明白我們現在的一般夜間光照有多麼不正常。

室內照明的照度是介於五十到五百勒克斯，如果晚上沒有杜絕這些光照的話，人體就會被自動觸發而抑制褪黑激素的分泌。請遵循第三章的建議，減少夜間曝露於電子裝置螢幕發射的光線之下，夜晚利用冷色光來照亮住家，盡可能著手讓臥室全黑，藉以確保自己的褪黑激素正常分泌並獲得真正需要的睡眠。

黑暗空間的活力祕訣 #1

不只要隔絕外來的光線，你也應該要去除臥室裡一切令人討厭的光線。罪魁禍首之一就是狠狠瞪著你瞧的鬧鐘。與紅色電子數字的鬧鐘相較，白色或藍色電子數字的鬧鐘更容易打亂睡眠。你不妨就從覆蓋鬧鐘這個簡單策略開始做起。另一個方式就是使用具有調光功能的電子鬧鐘，你就可以完全關掉鬧鐘的燈光。不管你是選擇覆蓋鬧鐘、還是換用更好的鬧鐘，你都是幫了自己一個大忙。

黑暗空間的活力祕訣 #2

當你準備在全黑的房裡入睡時，無論是調低居家燈具的亮度（調暗燈光），或者是使用不同顏色的燈泡，都是很好的做法。如同研究數據顯示，紅光很棒，燭光則是很不錯的替代光源。此外，喜馬拉雅鹽燈（Himalayan salt lamps）的光線帶著柔和的粉橘色澤。有些研究指出，鹽燈會發散出我們在第八章談論的有益健康的少量離子。這是要告訴你，你不需要是真心喜愛紮染上衣的嬉皮才能享受鹽燈的好處。

黑暗空間的活力祕訣 #3

使用遮光窗簾的真正目的，就是為了杜絕任何會溜進住家的非自然光線。不過，如果你居住的地區並沒有街燈、鄰居的門廊燈，或是川流不息的汽車在路上行駛的話，準備遮光窗簾就不是那麼必要的事了。沒錯，每個月的某些時日，可能會有一些皎潔月光灑入屋內，但是從照度圖表即可看出，月光的照度連其他類型光照的百分之一都不到。注意光害其實與非自然光線的問題較為相關，而不是那些微妙地反射太陽光的月光。

黑暗空間的活力祕訣 #4

即便有了遮光窗簾之後，你可能會發現還是會有光線從窗簾上方透入房間。你只要拿一條毯子或毛巾捲起來遮蔽透光處即可。《紐約時報》暢銷作家約瑟夫．梅科拉醫師（Joseph Mercola, DO）如此建議，即使是日正當中，你進入臥室時也應該非常昏暗才好；除非你想要有光，不然的話不應該讓任何光線透入房裡。去除臥室的光害是讓人睡得安穩而恢復活力的重大關鍵。

第十一章

努力運動（但要動得聰明）

運動得當通常被視為是有效的青春之泉。舉例來說，肌肉本身就儲存著能夠防止DNA氧化的抗老化激素。研究顯示只要身體擁有較多的精實肌肉，人就能更長保年輕和延年益壽。

運動跟睡眠有著怎樣的關係呢？這麼說吧，運動和睡眠是行影不離的死黨。你在健身房運動並不是真的在塑身，而是在拆卸身體，造成肌纖維出現數千個細微斷裂。因此，你離開健身房時的身體狀態其實比進去前來得更糟。如果我幫剛暢快運動後的你驗血和檢驗激素的話，你的壓力激素會增多、發炎生物指標也會提高，甚至連血糖都會有些不正常。但是你的身體並沒有「問題」，你不過是因為剛運動得舒暢淋漓，等到身體有機會療癒之後，那反而會帶來許多好處。

其中的祕密就是你的身體會在睡眠中進行因為運動而帶來的改變。身體會在睡眠期間釋放大量的有益激素並誘發修復機制，讓你比之前更強健。你只不過是因為鍛鍊身體而出現了重要的健康壓力源，但是只要好好休息復原，你就能夠獲得全額回饋。

對於許多人來說，其中的大問題就是他們會把這樣的健康壓力源變得不健康。當你已經要面對工作問題、家庭問題、未付帳單、不佳飲食、心理和情緒困境等一堆事情，你又添加了運動，這就會造成所謂的整體壓力負載。

你的壓力負載是生活壓力的匯集。壓力並不必然是糟糕的，但是當你自己負載過多時，你可能就會承受不住。

運動可以是對你來說很棒的事。事實上，想要自己處於最佳健康狀態，運動是不可或缺的。你可以從中得到很多正面效益，像是改善胰島素敏感性、增進健康激素的功能，以及強化新陳代謝等等。然而，當你已經承受了排山倒海而來的壓力，此時再加上運動的話，那很可能會導致一些嚴重的問題。

問題不是出在運動本身，而是運動的適當時間和方式。為了能夠一夜好眠（並且因此獲得運動帶來的最佳效果），你必須遵守一些健身的原則。

夜間不是運動的時機

美國北卡羅來納州布恩的阿巴拉契亞州立大學（Appalachian State University in Boone, North Carolina）的一項研究發現，若想在晚上有最佳睡眠的話，晨間運動才是最理想的。研究人員追蹤了受試者的睡眠模式，但是依據不同的運動時間分成三組：早上七點、下午一點和晚上七點。

研究的結果顯示，早上七點運動的人會比其他兩組睡得更久，而且睡眠週期也更深沉。事實上，晨間運動的人在夜間進入修復性「深層睡眠」階段會多出高達百分之七十五的時間。如果你想要擁有比較長壽的人生和強健的體魄的話，這真的是發人深省，且具有巨大的槓桿功效。

對於相信費力運動之後會比較快入睡的人來說，這種說法可能跟他們所想的剛好相反。到了晚上才做運動的嚴重問題之一就是你的體核溫度會顯著升高，而你需要花上四小時到六小時才能讓體溫降下來。如同我們在第五章的討論，為了營造出睡眠的最佳環境，人體會經過一段體溫調節的過程來降低體核溫度。在就快要睡覺了才做運動，這等於是無端地提高體核溫度，而使得自己難以獲得最佳睡眠。

然而，如果是在每天稍晚的時間做運動，你其實不需要擔心。研究發現，運動之後，當體核溫度下降，其實際溫度會比正常情況要來得低。因此，假如時間安排得宜的話，你反而可以從中獲利而獲得最佳睡眠。

從體溫調節的角度來思考，在下午稍晚時分或傍晚做運動其實是個好主意。舉例來說，如果你在下午四點半做運動，這可以讓你準備好在晚上十點上床就寢。這是因為等到你要就寢的時候，因運動而分泌的壓力激素就會消退了，如此一來就讓副交感神經系統（專司「休息與消化」的系統）有時間接管一切，而且體核溫度也會下降而讓人體內部擁有睡眠的最佳環境。

正因如此，倘若你必須選個時間運動的話，早上會是對睡眠最好的選擇，傍晚也有些益處（只要時間安排得當），但是如果考慮是否會明顯促進睡眠的話，整個下午時段幾乎不會有什麼好處。不論是在何時進行，重要的就是要運動和舒展身體，只是我們若想充分利用運動帶來的好處，我們就需要尊重人體的自然激素週期。

從第二章的皮質醇分泌圖表中，我們已經認識到皮質醇在清晨會驟升，其唯一的目的就是讓人開始活動。這正是在晨間運動有助於改善睡眠的原因，能夠促進體內皮質醇在早上正常分泌，讓皮質醇的分泌週期不偏離正軌。從早上開始，隨著一天的逝去，皮質醇會逐漸下降，等到我們自然入睡的時刻會達到最低點。就是這個原因，在凌晨一點做運動，或許是在臉書顯示自己專心致力狀態的俏皮舉動，但是在保護身心免受壓力的有害影響方面，那其實是很蠢的行為。

看到有熱衷健身的人在二十四小時開放的健身房裡運動到深夜，這是現在司空見慣的事。我自己也是多次在深夜運動的自願參與者。（註記：這是發生在我的決策能力尚未成熟的大學時期。）我會在晚上十點之後前往健身房進行訓練，在午夜參與激烈的籃球賽，甚至還會去夜跑一兩次。

我們在年紀輕輕的時候，往往不會多加思考就逕自做出這樣的行為。許多人可以吃下任何自己想吃的瘋狂食物，也會熬夜到凌晨，而且依然有辦法起床去應試且及格過關。但是只需十年，倘若你還做出相同的事，那你極有可能會覺得自己真的是一團糟。

嗯，到底是發生了什麼？當我們還年輕時，為什麼許多人可以吃像是雙份夾料厚片比薩這樣的東西，但卻可以保持相對精實的身材呢？為什麼我們能夠熬夜（明知會有現在知道的所有害處）但還是可以做事呢？是這樣的，簡單來說，在人生的那個階段，我們擁有神話怪獸般的激素（這個說法並不科學，卻相當貼切）。當時的我們正大量生產出同化激素（anabolic hormones），為的是要幫助推進自己的基因庫（gene pool），好在未來取得成功。

正因如此，不管你現在是幾歲，跟六歲或十六歲的照片中的自己相比，你會發現自己長得很不一樣。你的身體隨著激素的變化而改變了，這就是變身力量的真正所在。關於如何優化激素並讓身體系統重獲一些青春激素（也就是那些神話野獸般的激素），我們會在第十三章進一步討論。這裡的重點是要了解那些大學時代的行為是有代價的。事實上，研究顯示那些行為會實際加速老化，讓青春和活力耗盡的日子提早到來。

我們今夜很年輕——明天就不一定了

端粒（telomeres）是能夠告知我們的壽命有多長且最準確的生物標記。端粒有點像是為了防止磨損而在鞋帶兩端套上的小塑膠套，但是端粒當然不是在你的鞋帶上，而是在體內染色體的兩端，以防斷裂和磨損。

隨著我們的年紀增長，端粒的分節會磨損而終至消失，而且細胞物質會因而分解。粗淺來說，這就是老化的情況。這種情況每天都在上演，但是這是經年累月的緩慢過程，只是其中有一個大問題：研究已證實特定的生活慣習會減緩或加速端粒變短的速度。根據加州大學的科學家進行的一項研究，睡眠剝奪是加速端粒變短的最大觸發原因之一。

這項研究說明了，在十幾歲或二十歲出頭的青春歲月中，當我們決定捨棄身體所需的睡眠，儘管我們絕對能夠輕易地「撐過去」，但是卻不自覺地加快了老化，以至於當一切突然終止時，我們甚至不知道到底是出了什麼問題。

你突然間不再如同先前那樣精力旺盛；你突然間愈來愈常生病；你突然間開始出現更多的病痛和痛苦；你突然間發現要甩掉不要的體重是超級困難的事。我在說的並不是七老八十的人——我說的是好幾百萬快到三十歲的這群人的經驗！我們不經意地加快了老化的過程，但是卻幾乎沒有人有機會了解箇中緣由。

正是出於這個理由，我們要立刻跟孩子們——尤其是高中生和大學生——分享本書睡得更聰明的訊息，而這是絕對必要的，因為這樣他們才有相關知識，幫助自己在未來許多年裡保有健康、強健和青春。

所幸端粒的長度可以藉由健康的生活方式因素來加以強化，這對於我們所有人都是一大福音。刊載於《內科醫學誌》（*Archives of Internal Medicine*）的一份研究發現，相較於運動量最少的人（約每週運動十六分鐘），中等運動量的人（每週安排打網球、游泳或跑步等運動約一百分鐘）的端粒，平均來看會接近年紀比自己年輕五歲或六歲的人。這再次說明了運動可以說是任君暢飲的青春之泉。再加上運動有助於改善睡眠，這就難怪聰明地運動保持健康和長壽的必要條件。

其中的重大關鍵就是要妥善安排運動的時間。不用多說，熬夜有其壞處，但是深夜運動更是壞上加壞。這裡說的不只是熬夜和晚上做運動，連半夜三點起來使用跑步機運動也是不好的。你的自然激素週期並不是設計來讓你在這段時間在健身房奮力運動。多加善用這個知識來安排生活，好讓自己能在最佳時刻運動，進而獲得應得的體格和健康。你對此擁有遠遠超乎自己想像的力量。請記得人類絕非只是周遭環境的產物；我們其實是環境的創造者！

健身狂

幾年前，我曾經有個從法國到美國上大學的客戶。他到健身房來跟我學習健身，而他有著一些希望可以達成的相當明確的健身目標。我幫他做了分析之後，發現他深受睡眠障礙之苦已約有八年之久。他每晚通常睡不到四個小時，並且被診斷出現失眠的臨床症狀。

我可以告訴你，他的身體和臉其實洩露了一切狀況。我當時就告訴他：「我可以一整天在健身房裡把你操到半死，但是除非你能夠處理好睡眠這件事，否則你永遠也不可能練出想要的體格。」因為過去的經驗很不好，他很不想專注在這一方面，但是還是同意嘗試我的一些建議，至於後來發生了什麼，套句法國人的用語來說，那都是過去的事了。

他往常會做長時間的有氧運動，但是我要他暫時不要做。我們專注練習費力的超級組合重量訓練。他的運動時間變短但激烈，而不到幾天的功夫，一切都改觀了。

他在跟我一起訓練了大約一個星期跟我見面時說道：「我不知道你做了什麼，但是我現在睡得像個小寶寶。」（別忘了，他是帶著法國口音說著）。這對他而言是極大的轉變，而他的生活就此永遠改變了。

再次重申，運動本身就是壓力源。運動是已知的激效壓力源（hormetic stressor）——只要運動得當，對人體可說是相當有益。然而，真的唯有我們讓身體得以調適（例如獲得所需的睡眠）才有可能成真。

傳統的中等速度跑步是所有長時間分解代謝運動（catabolic exercise）的起源。當你連續跑步約三十分鐘，交感神經系統也在同一段時間內持續傳送信息，再加上所有分泌的壓力激素沒有機會分解或排除——宛如裝著過多的水的氣球一樣在體內逐漸累積。

跑步對人有好處嗎？當然，只不過其中連帶有著一些需要注意的重點。我們一直受到誤導而相信長跑這種「有氧運動」是消除脂肪的理想方式，但是事實卻絕非如此。長跑會讓人因為所謂的醣質新生作用（gluconeogenesis）而大幅減少肌肉。肌肉是人體燃燒脂肪的組織，倘若你因為跑太久而使得肌肉減少的話，新陳代謝就會受到抑制，而且你會發現要是自己沒有日復一日持續地跑步的話，很快就會開始發胖。你可以和電影裡一直在跑步的阿甘繼續跑下去，但是我就不加入你們的行列了。總歸一句：你不需要長時間跑步才能甩掉脂肪。你要是這麼想，那就跟你相信牙仙子真的存在一樣。

最重要的注意事項就是，除非你真心喜愛，你才應該進行長跑。倘若你跑步的目的並不是為了減重，而是因為能夠冥想或是你就是樂在其中，那就去跑步吧！只是要留心並且要跑得很聰明，確定你也做了一些以下將學到的東西。

重質不重量

想要有最佳的激素反應，你需要進行重量訓練。這會促使人體分泌更多同化激素，讓你身心狀態更好、更容光煥發和睡得更好。

大多數的男性不會對重量訓練有任何問題，但是卻有許多女性依然覺得那會讓她們變成「大隻仔」。事實是即使有些男性瘋狂舉重，依然很難讓體格變得高壯。相較於女性，男性天生就有比較多有助於建立肌群的睪固酮，只是即使如此，那也不代表他們開始重量訓練就會變得高壯。今日的現代男性通常會訴諸於食用增重奶昔、「骯髒增肌」（dirty bulking，意即任意吃下一大堆高熱量的垃圾食物）和無數的補充品——但是依然不見變得高壯。因此，除非女性使用類固醇混合物，而且把吃當成全職般的任務，否則的話是不需要擔心自己會變成大隻仔。這真的不是重量訓練的真意，我不希望女性忽視了重量訓練能帶來的莫大好處。

事實上，如果是以傳統飲食和有氧運動的方式來減重，妳不過是會從一個蘋果般的身形變成小一號的蘋果身形。而藉由重量訓練，妳則能實質地改變身體的組成，有可能從蘋果般的身形變成沙漏般的身材。重量訓練讓妳能夠發揮體內基因的真正潛能。畢竟人的基因預期人會舉重物，而當人真的舉重時，身體就會跟著改變。

重點就是：重量訓練不會讓人變壯；吃了一大堆的食物才會讓人如此。重量訓練不會讓妳變成大隻佬；巧克力可頌才會讓妳如此。（我想到的是可頌，因為我整個心思都還在法國狀態。）

為了幫助先前那位失眠的客戶能夠一夜好眠，我讓他每週做三次重量訓練，每次三十分鐘。他減去了身體脂肪、改善了生物標記，而最重要的就是他得到了真正需要的睡眠。

睡覺、運動和飲食，如此重複下去

請永遠銘記在心，養成規律運動的生活習慣並不只是為了有美好的身材；運動的目的是為了擁有良好睡眠。刊載於《臨床睡眠醫學期刊》的一份研究發現，當原發性失眠症（primary insomnia）的病患開始持續性運動之後，他們的睡眠品質就大大地改善了。

該研究使用了睡眠多項生理檢查（polysomnogram）來判讀結果。睡眠多項生理檢查是一種睡眠檢測，會記錄下人的腦波、血氧濃度、心率、呼吸，以及眼睛和腿部的活動（基本上，當接受檢查的人在睡覺時，會像是被蜘蛛人用蛛網罩住一樣，身上要黏貼上許多導線）。以下正是研究人員的發現：

開始運動的受檢者會出現這樣的情況：

- 入睡耗時（sleep onset latency）方面改善了百分之五十五（較快入睡）
- 測試期間的總清醒時間減少了百分之三十
- 測試期間的總睡眠長度增加了百分之十八
- 睡眠效率提高了百分之十三（改善了睡眠品質）

而這一切都是拜運動所賜。沒有服用藥物，不是摩擦神燈，一切都是來自運動的結果。研究顯示，運動能帶來立竿見影之效，但是要持續運動幾週之後才會顯著改善睡眠健康。關鍵就在於要持續不間斷，畢竟沒有持續運動多年之後，想要養成持續運動的習慣，就很像是要放牧貓群一樣困難。

若想要養成規律運動的生活習慣，這就需要聰明的方法和一些特定的激勵手段。我會在下文的「活力祕訣」部分跟讀者分享一些重要的洞察，以便讓讀者能規律運動和盡量好好照顧自己。

睡眠與運動表現

世界級運動員善用睡眠作為其整體訓練的一環，這絕不會讓人感到意外。勒布朗・詹姆斯（LeBron James）、羅傑・費德勒（Roger Federer）和魏聖美（Michelle Wie）等運動員平均一晚會睡超過十個小時；大威廉斯（Venus Williams）、琳賽・沃恩（Lindsey Vonn）和尤塞恩・博爾特等人則幾乎天天都會睡滿八小時。疲勞科學（Fatigue Science）集結了一些世界頂尖運動員的聲明，尤塞恩．博爾特（史上跑得最快的男人）就說道：「睡眠對我極為重要──我需要休息和恢復元氣，才能讓身體吸收我所做的訓練。」

他的這段話清楚點明了何以身體並不會單單因為訓練的關係而改變；身體是依隨著所獲得的睡眠品質而變化。

史丹佛大學的研究人員實際上就針對睡眠對運動表現的益處進行了檢視。研究對象是大學男子籃球校隊的成員，而他們看到了絕對令人驚訝的結果。

當男子球員增加了睡眠量之後（最後的平均時間是八個半小時），世界睡眠醫學協會認證的睡眠專家麥可．J．布勞斯博士（Michael J. Breus, PhD）分析數據後得到以下的結果：

- 運動員的跑步速度明顯變快：球員衝刺的時間幾乎縮短了整整一秒鐘。
- 投籃得分表現顯著提高：球員的罰球和三分球的命中率提高了百分之九。
- 球員比較不會疲憊，並且比較不會出現白天嗜睡的情況（反應時間也同時改善）。
- 球員自述自己的情緒和整體生理健康都獲得改善（球賽和訓練期間皆是如此）。

如果你想要有最優異表現，那就絕對要獲得最優質睡眠。只要願意身體力行，聰明地安排生活作息，這是每個人都可以取得的競爭優勢。請記得這並不只是多睡一點就好；這是關於要如何睡得更聰明，而以下的祕訣就對此有所幫助。

聰明運動的活力祕訣 #1

不管你選擇做全身運動的時間是早上或下午，務必在展開每天的一開始就做某種活動。你不需要上健身房才能促進身體大量分泌自然激素，好讓自己能在夜晚睡得香甜。你可以只是花個幾分鐘的時間徒手健身、快步走、利用迷你蹦床做些彈跳、做一些瑜伽、做幾組壺鈴擺盪或Tabata間歇訓練等之類的活動。在早上做幾分鐘的以上任一活動，那是絕對不會干擾到你當天稍晚的訓練的（如果你決定晚一點才要運動的話）。

如果你偏好在早上做全身運動，請就這麼做。不論是從哪個方面來看，晨間運動所帶來的益處經臨床證明實在是太好而不容錯失。

聰明運動的活力祕訣＃2

拿出一份時間表，並利用前述資訊來挪出特定的運動預定時間。你可以把時間訂在早上或傍晚；務必讓自己能夠處於最佳優勢而能夠一夜好眠。如果你認真地想讓自己成為最健康的人，你就該優先確定個人運動時段和睡眠時間，接下來才排入其他一切事務。

聰明運動的活力祕訣＃3

做你樂在其中的事情！最好的運動形式指的是你真的身體力行。今日的我們想要從日常進行的一切事務中抽空運動，那已經是很難的事了，因此何苦還要計畫去做一件自己不喜歡的事情而使得情況難上加難呢？

讀者應該已經從前文中了解到，肌力訓練顯然對每個人都很重要，但是還是有許多方法可以開始做所需的運動，並且從中創造樂趣。做了幾天的肌力訓練（這是必不可少的——許多人早已喜歡做這類運動）之後，讓自己有幾天做自己喜歡的其他活動，可以是打籃球、跳舞、做瑜伽或者是上皮拉提斯（Pilates）課程。不管你的喜好為何，決定了之後就要保證自己會付諸行動。你在邁向健康的路途上，有權利樂在其中。找出自己愛做的事，並且經常去做。

聰明運動的活力祕訣＃4

找個能夠彼此砥礪的同伴。統計資料顯示，擁有砥礪的同伴能夠大幅提高自己完成運動的機率。至於砥礪的同伴，最重要的先決條件就是那個人（或團體）要對你有充分的信心。找個可能會懷疑和否決你（即使是無意地）的人來支持自己，那絕不是個好主意。

當你正努力要改變自己的身體和健康，不見得身邊每一個人都會支持你，這就是為什麼找個志同道合的人是如此重要的原因。我極力推薦大家聆聽我個人排名第一的健康和健身節目（現在已經在一百八十多個國家都可下載！），以便獲取所需的更多激勵、教育和賦能的訊息，協助自己達到全新的境界。請拜訪網站 themodelhealthshow.com，或者是訂閱「模範健康秀」，用你喜愛的電子裝置從 iTunes、Stitcher 或任何平台來聆聽我的節目。你也可以透過額外資源手冊（sleepsmarterbook.com/bonus）加入睡得更聰明的 Facebook 粉絲團，以便在那裡找到與自己契合的有用的砥礪同伴。

在選擇一對一的志同道合的砥礪同伴時，不要挑選與你面臨相同困難的人。如果你的問題只是要讓自己去健身房的話，那麼就不要選擇本身也缺乏動力到健身房的人當你的同伴，那就像是跟連微波爐也不太會使用的人學習烹飪一樣。相反的，你要找的是在所需改善的領域比你優秀的人（至少要比你好一點），而希望你也可能在其他領域提供相同的助益。這就是成功的夥伴關係和一對一的砥礪同伴能夠奏效的方式。

聰明運動的活力祕訣 #5

不只是運動會影響到你的睡眠，睡眠也會反過來影響你的運動。根據刊載於《臨床睡眠醫學期刊》的一份研究，前一晚沒有睡好的話，隔天運動的頻率就會減少，長度也會縮短。

研究人員著手進行的是要了解運動是否能夠改進失眠者的睡眠品質（結果是肯定的），但是他們也驚訝地了解到，如果前一晚睡不好的話，人就會降低運動的動力。這麼一來就要經過好幾個星期來克服這種情況，才能重獲更好的睡眠和持續運動。重要的是要注意到這種情況，了解一夜好眠是整體動力的一部分。不過，要是你在一開始必須稍微強迫自己才會運動的話，一定要鼓起勇氣進行，了解到後來終究會不再需要強迫自己，因為擁有美好生活的願景和你感受的東西就會形成你的動力。

聰明運動的活力祕訣 #6

務必每週至少做兩次重量訓練，專注在真的能夠讓你獲得最大成效的複合式舉重（compound lifts）。你可以參考「睡得更聰明」額外資源手冊所收錄的一些步驟示範練習規程。手冊也免費提供了祕訣，讓你知道該如何準備營養和補充品（像是如何策略性地利用咖啡因），以便在運動中加速減脂。

額外資源手冊提供了很棒的資訊，不過只是稍微做點計畫和利用常識也會有所成效。如果你曾有過睡眠問題，我會推薦你做三十分鐘以內的短時間「超級組合」的訓練項目。你可以針對不會相互競爭的肌群來自行配搭兩種練習。我們可以用腿部和胸部來做例子。做八次到十次的舉重深蹲（weighted squats）之後，立即做八次到十次的傾斜推舉（incline presses），讓自己完全休息恢復之後（最多兩分鐘），再重複以上的超級組合。你可以隨意切換運動和休息時間，但是基本的安排都是相同的。對於減脂以及優化讓人睡得更好的激素，這是很棒的訓練計畫。

第十二章

把「損友」趕出房間

許多人把自己的臥室變成了微型的百思買（Best Buy）商店，裡頭有著手機、電視、桌上型電腦、筆記型電腦、iPads、Kindles、平板電腦等無所不有的東西。但是這種情況與健康風險有什麼關聯呢？到底又對睡眠造成了怎樣的影響呢？

根據手機公司本身贊助的一項研究，若在就寢前用手機通話，人就必須花比較長的時間才能進入重要的深層睡眠階段，並且深層睡眠的時間也會減少，進而導致身體療癒的能力降低、免疫系統功能消沉、激素功能不振，以及隔日的表現不佳。

羅浮堡大學睡眠研究中心（Loughborough University Sleep Research Centre）位於英國萊斯特郡（Leicestershire），其研究人員著手測試了手機輻射對人腦的影響。在該研究中，他們把手機綁在研究受試者的頭部，再以腦電圖（EEG）監看透過遠程電腦控制手機開關時的腦波活動。

實驗顯示了，當手機開啟「通話」模式（如同人用手機通話的情況），即使手機關機之後，被稱為δ波的腦波類型還會持續消沉超過一個小時。δ波是深層睡眠最可靠的標記。由於深層睡眠階段占了睡眠的極大部分，對此部分的干擾因而會對睡眠效率造成顯著影響，而這正是研究人員觀察到的結果。

當受試者得到准許而開始入睡，結果他們在手機關機後持續清醒的時間竟是原來的兩倍。即使手機輻射已經不再與腦波玩躲迷藏的遊戲，他們之後還是會有將近整整一個小時無法進入深層睡眠的層次。

因此，突然提出要戴錫箔帽來躲避科技干擾的要求其實並不會毫無作用。誠如我們所知，科技的發展和使用不斷在生活中日益擴展，並且也是生活中重要的一部分。儘管如此，注意這些潛在問題並且據之善用聰明的策略來保護自己，這麼做絕對是個好主意。

最令人憂心的部分就是，現在至少有一半的美國人都是就寢時手機就隨侍在旁。許多人都承認自己會在半夜查看訊息通知（並且不必要地打亂了睡眠模式）。此外，更多的美國人也承認自己每天醒來所做的第一件事就是去拿手機。

我們的注意力極為寶貴，而我們如何展開和結束一天的生活對於整個人生會有巨大的影響。每天一開始就立即查看手機的電子郵件和訊息，這等於是把別人的當務之急擺在自己的要事之前。你每天一開始就隨即處理別人的需求，反而不是花點時間來照顧自己的身體，也不是專注在當天的目標。你其實等於表明了：「我知道我有想要完成的事情，但是我寧願等到自己撐不住了、沒有時間了和沒有精力了，到了最後才來關照那些事情。」

另外一個包準會讓自己失敗的做法就是，每天都是向手機道晚安來結束一天的生活，並且會把手機放在床邊。你的思緒會停留在與手機的最後一次互動，而不是自己的目標。我們在第三章就已經討論過，手機螢幕散發的光線光譜會引發大腦分泌出更多的「日間激素」，故而會延遲和減少睡眠時間激素褪黑激素的分泌。

造成癌症

我們已經討論過臥室裡不該有手機的一些強而有力的原因，但是問題其實更加嚴重。家裡的電器產品和電子裝置會散發電場和磁場，即為電磁場（EMFs）。電場很容易被牆壁和其他物體所阻擋，但是磁場則可輕易穿透牆壁、建築物和人體。研究已發現電磁場會打亂人體細胞間的溝通。

請看一下以下兩個英文字，告訴我兩個字有何差異：

EAT　FAT

如果你的目光夠敏銳的話，你會注意到這兩個字的唯一差異就在於字母「E」多了一槓底線。就這一槓，這一點資料，就足以造成全然不同的結果。人體體內的細胞溝通就是如此。如果有錯誤的資訊在體內一百兆以上的細胞間傳遞，可能就會出現自體免疫性疾病、混亂激素，甚至連癌症細胞也會露出猙獰的面目。

包括了白血病、腦瘤、乳癌和其他一些嚴重問題，這些都與我們常見的電子朋友發出的電磁波有關。既然如此，手機的電磁波又有何影響呢？

世界衛生組織現在已經把手機輻射歸類為第二級B類（Group 2B）致癌物質。研究作者西格爾．薩德茲基醫師暨公共衛生碩士（Siegal Sadetzki, MD, MPH）是以色列特拉維夫大學（Tel Aviv University）的癌症專家，她曾到美國國會聽證會作證手機已被確認為唾液腺腫瘤（salivary gland tumors）的促成因子。報告指明了，你用來聽手機的那一側頭部，該側的腮腺罹患腫瘤的風險會因為以下因素而增加：

- 如果你經常使用手機且使用超過五年，風險會增加百分之三十四。
- 如果你一生中接聽了大約五千五百通電話，風險會增加百分之五十八。
- 如果你一生中用手機通話了超過兩百六十六點三小時，風險會增加百分之四十九。

仍然不相信嗎？

刊載於《輻射防護劑量學》（*Radiation Protection Dosimetry*）的一份研究發現，褪黑激素的分泌會因為暴露在電磁場之下而受到顯著干擾。該研究的作者們得出結論，如果我們連微弱的電磁場都能盡量不要讓自己接觸的話，那就再好不過了。誠如讀者所知，褪黑激素不僅是調節睡眠的關鍵激素，同時也是重要的抗癌激素。持續暴露在電磁場中，人體的褪黑激素分泌可能就會失控。

重要的是要理解到，無線上網和各種形式的無線電波都是現代人在使用的極新穎的能量形式。我們知道人體極具傳導性，而且因為我們使用這種形式的科技的時間非常短，我們因此還不知道在世界各地興建龐大無線上網網絡的長期影響。

我們現在可以整天不間斷地與科技連結。我還記得在手機出現之前，當人們離家外出，一定要等到他們回家，才能夠連絡上他們。如果有人外出，他們會順道上門拜訪。「嗨，我正好在附近，想說順便來看看你！」我們總是很高興有親朋好友來家裡做伴。

在今日的已開發國家中，幾乎每個人都有手機。大多數的時間，手機都跟人們形影不離，成為了隨時獲得網路資訊的管道，而世界各地的人們也能隨時與我們接觸。由於這種隨時接觸的增加程度，我們看到了人們的親密連結程度卻也隨之降低。沒錯，你不論何時何地都可以傳遞訊息給他人，但是如果你聽到真的有人在敲門的聲音，你大概會有「到底會是誰呀？」的反應，要是當時家裡還有別人的話，你會一邊問著：「你有在等誰嗎？」一邊則試著窺探是誰在門外，完全藏不住厭煩的情緒。「難道他們不知道現在是星期二下午兩點嗎？他們竟然敲門要來登門拜訪？」

這或許看似好笑，而且你可能有這樣的經驗，連你的祖母也知道最好在登門拜訪前先寫個簡訊給你。就是別等到已經上了門才傳簡訊說：「嗨，我現在人在你家的車道了！」那是行不通的。你隨時都可以聯絡我，但是在你真的要上門之前，請務必要盡早通知我。

我們對手機和其他科技的依賴已經改變了人與人之間的關係，同時也改變了人體細胞之間的關係，而這種改變對兒童的影響更是深遠。

不幸的是，兒童和青少年是罹患腮腺腫瘤和腦瘤的最高風險族群，這是因為他們的顱骨比較薄，使得手機輻射更容易穿透。

輻射可以深度影響到他們的體內組織並直搗中腦，而中腦的腫瘤是更為致命的。此外，孩童細胞再生的速度較快，故而更有可能會生長出侵襲性細胞。最大的問題就是今日的兒童在一生中有更長的時間會接觸到電磁波。許多成年人對於手機還未問世的時光仍舊記憶猶新，但是現今的所有年輕人都是成長於手機廣泛使用的年代。醫學博士連納特・哈德爾（Lennart Hardell, MD, PhD）是瑞典俄勒布魯市（Örebro, Sweden）大學醫院（University Hospital）的腫瘤科教授，根據他的說法，以年輕人來看，青少年時期開始重度使用手機的人罹患腦癌的風險會提高四倍到五倍。

電子泰迪熊

這個故事的啟示：若非必要，請不要一直把手機帶在身邊，並且要把這件事轉告給在你生活周遭的年輕人。明知道會有這些影響，到底你為什麼晚上睡覺時還要把手機整夜放在旁邊呢？

人們緊緊抓住手機和電子裝置不放，好像這些東西是自己在這個世界上最好的朋友一樣。他們表現得彷彿沒有把手機放在可以隨時寫簡訊的距離的話，自己就會倒地而死一樣。

相信我，你會活得好好的——而且如果輕忽這一點的話，你的餘生將不會有太多樂趣。請把電子產品趕出你的臥室！如果你非常重視睡眠，你就會這麼做。如果身體健康和沒有慢性病對你是很重要的事，你就會這麼做。電視、筆電和手機等等——這些東西全都會發散出擾亂睡眠的輻射。在家裡的娛樂區域從事娛樂活動就好，請把臥室保留給睡眠和親密行為。

許多研究都已確認在就寢前看電視會打亂睡眠週期。舒服地坐在床上看電視看似很一般的行為，但是你部分腦袋卻會被啟動而像在放煙火一樣。尤其是在你應當要放鬆入睡的時刻，你這麼做其實是把壓力源加諸在自己的大腦和身體。

數據顯示了，臥室裡有電視的孩童在學校的考試成績會比較差，並且更可能會出現睡眠問題。最糟糕的是，臥室裡有電視更有可能會導致肥胖。

對於爸爸和媽媽呢？是這樣的，近來有一份研究追蹤了五百二十三對義大利夫妻的性生活，結果發現相較於臥室裡有電視的夫妻，臥室裡沒有電視的夫妻發生性行為的次數會是兩倍（讀到這裡，相信有些人會不禁想打自己，會趕緊要去把電視機搬出房間）。

另一方面，臥室裡有電視的人一般會減少百分之五十的性行為，而且根據研究顯示，對於年紀過了五十歲的人來說，房裡有電視的話，性行為次數更會明顯下降。

對大多數的人來說，擁有更多更美好的性生活應該算是足以說服他們的理由了。我敢打賭，如果全世界的人都發現了這個被證實的數據，你還可以看到臥室裡有電視機的話，那才真的會讓你震驚不已。當你走進某人的臥室並看到了電視機，你會用手撫胸倒抽一口氣地說道：「真的嗎？還有人會在床上看電視……？這是真的嗎？」

談到性與電子產品，刊載於《生育與不孕》（*Fertility and Sterility*）的一份研究發現，接觸無線上網的筆電四小時會導致前進運動的精子活力明顯降低，也會增加精子DNA的斷裂。性健康和先進科技並無法水乳交融（當然，除非你是來自未來的機器人，而如果真是那樣的話，那就繼續做你在做的事吧！）。那些深刻影響到我們得到的結果的東西，正是這些我們視為理所當然的日常瑣事。

當臥室裡有了這些電子裝置，那就像是對自己的睡眠和身體做了一級侵犯。基於尊重你的身體，請立即展開行動，把這些小裝置趕出臥室。累積對自己有利的條件，才能打造出讓自己能夠好好睡覺的環境。

趕走「損友」的活力祕訣 #1

許多人把手機當作瑞士軍用小刀般來取代了其他許多有用的裝置，其中之一就是鬧鐘。為了避免把手機放在床頭的誘惑，只需改用真正的鬧鐘就行了。你可以使用我在第十章所建議的電子鬧鐘，其附有能夠整個關閉光源的調光器；你可以使用傳統的蜂鳴聲鬧鐘；或者，你甚至可以養隻公雞，我也不會反對。除非是出於必要，不然就不要再把手機當作鬧鐘使用。

趕走「損友」的活力祕訣 #2

溝通對於人際關係很重要，這樣的提醒已是老生常談，而實際情況就是溝通是建立成功伴侶關係的基石。倘若你想要把電視機搬出房間，卻擔心伴侶不願意配合的話，不妨與對方體恤談心，解釋為何這麼做對你很重要，詢問對方是否願意配合，因為你尊重對方，也希望對方快樂。你大概會很詫異，原來只要付出多一點愛和溝通就能成就事情（此外，不妨給對方這本書作為後援）。

趕走「損友」的活力祕訣 #3

家裡的電視、立體聲音響、冷氣機組、電腦和冰箱等東西，建議在晚上的時候至少遠離床鋪六呎的距離（這也表示你上方六呎的高度！）。如果你有辦法把床放在符合建議距離的位置，那就太棒了。有些時候，情況是事與願違，但是總是要在能力範圍內盡力而為。

另一個可能的問題則是與床墊有關。刊載於《科學人雜誌》（*Scientific American*）的一份研究表明：「在美國，床架和彈簧床墊都是金屬製成的，而從一九四〇年代末期開始，一張床的長度正好就是調頻廣播（FM）和電視播送的波長的一半。輻射因此環繞著我們的身體，而且電磁場的最大強度會在我們身體中間部分的床墊上方七十五公分的地方。睡在床的右側時，身體左側接觸到的電磁場強度就是右側所吸收到的兩倍。」

床墊實際上就是電磁場的導體。儘管這並非是個好消息，但是不必驚慌。我們會在第十五章多談一點床墊的問題。如果你已經愛上了既有的床墊的話，只需在既有的床墊上使用足以遮蔽電磁場的床單。這種床單的遮蔽有效性為百分之九十九點七。讀者可以在額外資源手冊找到更多相關資訊（網址：sleepsmarterbook.com/bonus）。

趕走「損友」的活力祕訣＃4

如果你覺得自己的睡眠和健康可能是因為接觸到家中無線上網而受到影響的話，只需養成夜間關掉無線上網的習慣即可。生物力學家和暢銷作家凱蒂・鮑曼（Katy Bowman）就利用了基本的電子定時器來自動完成這件事。你只需把定時器裝在家裡路由器插入的插座上，設定好電源會在你偏好的睡眠期間自動關閉即可。你也可以在「睡得更聰明」額外資源手冊找到這些使用方便的計時器的相關資訊。

趕走「損友」的活力祕訣＃5

我知道這可能說來有點瘋狂，但是在睡覺的時候把手機留在另一個房間是不會發生什麼事的。大概有百分之九十九點九九九的機會，你根本不會錯過任何重要訊息。不過，如果你能夠不讓手機的通知訊息和輻射打亂自己寶貴睡眠的話，你將會大幅改善自己的睡眠品質。嘗試過個沒有手機的生活，試試一個星期就好，看看世界末日是否真的會在你平靜入睡期間來到。我會試著在隔天打電話給你讓你知道結果。

第十三章

甩掉體重，別再讓肥油上身

想要獲得良好睡眠，其中最被忽視的問題之一就是身體有過多的脂肪。體重過重會造成內臟和神經系統嚴重受壓，並且也會造成鮮少有東西比得上的內分泌系統混亂的狀況。

我們已經討論過，人體的內分泌系統（也就是人體的激素系統）負責了褪黑激素、催產素和皮質醇等體內激素的生產，而我們也已談過這些激素對於睡眠具有重要的作用。

就讓我們以皮質醇為例來檢視一下體重過重對激素的影響。澳洲迪肯大學（Deakin University）發表的一項研究顯示了，飽餐一頓之後，體重過重的人會分泌出相當高濃度的壓力激素皮質醇。健康體重的人吃過飯後的皮質醇濃度會提高百分之五，但是過重和肥胖的人的皮質醇濃度則會遽增百分之五十一！這些高濃度皮質醇的情況表徵是較高血糖、較低胰島素敏感性，以及較高的發炎程度。

這裡呈現了一個最大的問題，那就是在人體所分泌的激素中，最會使人無法入睡的就是皮質醇。不管是在一天中的什麼時刻進食，當人體有較高濃度的皮質醇，正常的功能會自然受到損害。知道自己每次進餐後就會讓壓力激素飆高，這實在是滿恐怖的，如同「難民營樂團」（Fugees）的老歌，體重過重會輕柔地把你殺死，而這就是為何要減重的重要原因之一。

俗話說得好，人不要過晚進食，如果你想要減重的話，這句老話確實有其道理。不過，這並不是說太晚進食本身是有問題的，而是當人已經過重卻還太晚進食，這就成為了真正的問題。我對此心知肚明——體重正常和過重的情況我都經驗過。

過晚進食和身材精實

我的體內有一對或兩對的肥胖基因。在我成長的過程中，我的家人幾乎每個人都超過兩百磅，而這樣的體重都是橫向發展的結果而不是因為身材高大。有段時期，我也讓肥胖上了身，因此有幸目睹自己肥胖基因的模樣。當時的我正忙於應付背部的狀況，身體不僅變得又腫又痛，同時似乎也因為缺乏精力而全身癱軟無力。我需要費好大勁兒才能做完一點事情。唯有等到身體改變後，這些情況才出現了顯著變化。

我甩掉了肥胖基因，轉而盡力讓身體擁有一些很不錯的基因。我的體脂肪從將近百分之二十降到不到百分之七。不可思議的是，一旦我得到了動力之後，一切似乎毫不費吹灰之力，而其中的首要關鍵就是要付諸行動！

當我開始吃真食物、每天保持活躍，並且像是找回失落已久的愛人般擁抱睡眠入睡的時候，我其實有著過晚進食的習慣，而且每晚都是如此。我會在晚上十點左右進餐，就在我要就寢之前。不可思議的是，我卻非常精實和健康，而這是我這一輩子都不曾有過的狀態。因此，重點不是常聽到的過晚進食不利於減重，還是會造成身體無法「消耗熱量」等觀點。最要緊的是你的激素正處於怎樣的狀態；當你的激素分泌正常時，你的生活似乎也會井然有序。

激素到底是什麼？

激素是讓訊息得以在全身細胞間傳遞的化學信差。

如同我們在第十二章的討論，只要有一點資訊出錯，只需要小小的溝通錯誤，就會導致全然不同的結果。就像是電話傳訊的老遊戲，由一個人開始在下一個人的耳際低聲傳遞訊息，然後下一個人再繼續傳遞下去。等傳到第十個人的時候，訊息可能就會從「我已經等不及晚上睡覺了」，變成了「我已經等不及晚上要跟一頭羊約會了」。

雖然英文中的「數羊」（counting sheep）是睡覺的同義詞，但是跟一頭羊約會真的是很奇怪的說法，也不是一開始的溝通想要傳達的訊息。同樣的道理，你可能不想要身體去做某些事，但是當激素傳遞了錯誤的訊息，情況可以很快就變得一團亂。

有個從今天起就該知道的天大祕密，那就是在你的一生中，你時時刻刻都對激素的作用有著極大的影響。

隨著年紀增長，不同激素的比例和功能也會因之改變，這就是生而為人的一部分，但是絕不是我們所接受的正常老化和正常健康。我們所做下的決定要不是幫助正常的激素功能，不然就是扯其後腿。我們需要吃有益激素健康的食物和做有益激素健康的運動，而且讀者都已知道，我們還要改善睡眠品質，因為睡眠是整體激素最重要的導航員之一。

我過多的體重絕對是我睡眠問題的成因之一。我知道這是經驗之談，但是研究也顯示了相同的結果。美國約翰斯霍普金斯大學醫學院（Johns Hopkins University School of Medicine）的科學家進行了一項研究，對象是據知有睡眠問題的人（如睡眠呼吸中止症〔sleep apnea〕、日間疲勞、失眠，以及睡眠不寧或中斷等問題）。一半的志願受試者採行了減重飲食並在監督之下做運動訓練，另外一半的人則只有採行減重飲食。六個月之後，兩組的受試者平均都減重了六．八公斤，並減少了百分之十五的腹部脂肪。根據研究結果，研究人員發現兩組受試者都改善了約百分之二十的睡眠品質，而腹部脂肪的減少正是睡眠品質改善的最佳指標。這個研究也表明了，即使沒有運動的巨大好處，僅只改變飲食就有對人想要的結果產生重大影響。

黑夜

體重過重對睡眠品質帶來更明顯的問題之一就是睡眠呼吸中止症。這是一種睡眠障礙，特徵是會在睡眠期間出現呼吸暫停或紊亂的情形。每一次的呼吸暫停（英文為apnea）可以持續至少十秒到數分鐘，每小時發生五到三十次。基本上就是人停止呼吸，結果會導致血壓不正常、大腦功能消沉和其他諸多問題。

瑪格麗特．莫林博士（Margaret Moline, PhD）是神經科學家和睡眠障礙研究員，她說道：「當一個人體重增加時，尤其是在軀幹和頸部部位，由於危及到呼吸功能，這個人出現呼吸睡眠障礙的風險就會提高。」目前，超過一千八百萬的美國人罹患睡眠呼吸中止症，而且還有幾百萬人因為身體過重，而出現了器官嚴重受壓和呼吸的問題。

至於睡眠呼吸中止症的普遍療法，其中之一就是在就寢時戴上叫做持續性正壓呼吸器（CPAP）的呼吸輔助器。這些裝置絕對可以為一些人帶來改變生活的短期效果，但是這些機器不該只是提升了你的睡眠品質和精力，你還應該要因此而督促自己開始處理真正問題。此外，有些持續性正壓呼吸器組基本上會讓你看起來像是蝙蝠俠電影《黑暗騎士：黎明昇起》（*The Dark Knight Rises*）中的反派角色班恩（Bane）。如果你喜歡那副模樣，沒有問題，但是那可能會對你的感情生活帶來負面的影響。

真正的解決之道不在於治療病徵，而是要先處理造成大多數睡眠呼吸中止症的根本原因。關鍵就是要甩掉身上過多的體重！當我們談及減重，我們其實在談的是每年困擾著世界上幾百萬人的問題。是不是好人、聰明人和真正有決心的人，其實都無關緊要。倘若你給了有決心的人錯誤的地圖，他們最終抵達的必然是錯誤的目的地。

這就是我所發現關於減重的最大問題。人們極度缺乏誠實、安全和有效的資訊。你必須要了解到，減重產業是價值數十億美元的產業，要是沒有許多人苦於要找出減重方法的話，這個產業就撐不下去了。

大多數人使用了許多健康大師所教的落伍方法之後，先是減輕了重量，但是後來會發現肥油又上了身。他們非常努力想要減肥成功，但是體重終究還是回到了身上，而且通常會比剛開始減重的時候還要重一些。如果這也是你的故事，現在就是你該暫且退一步想想的時候，好讓自己不再重蹈覆轍。

我接下來談論的減重法是一件再簡單不過的事，簡單到你可能會視為理所當然。我協助過的人們減去了加總起來好幾千磅的重量，而且讓他們長期不再肥油上身。我要與你分享的是絕對管用的方法，但是你必須下定決心付諸行動。

減重的真相

如果你的減重方式是專注在減少卡路里，那麼你乾脆現在就去幫自己買一些大號尺碼的衣服吧。研究顯示了，藉由傳統限制卡路里的方式所減去的體重，其中有百分之七十都是你失去的瘦肌肉組織。第十一章已經提到肌肉是體內燃燒體脂肪的組織，而若是因為飲食而失去了肌肉，你反而會抑制新陳代謝，並讓自己出現長期體重增加的情形。

問題就出在人們一直想著要減輕體重，而不是減去體脂肪。你不是要減輕重量；你要的是減去脂肪。而談到這件事，請記得那完全跟激素脫不了關係。

你需要刺激身體分泌激素，而這需要用體內儲存的脂肪來做燃料，真的就是這麼簡單。所以我們應該要怎麼做才好呢？

首先要了解你要不是在燃燒脂肪，就是在儲存脂肪——沒有介於兩者之間的情況。（聽來充滿禪意，是不是呢？）如果你無時無刻啟動著儲存脂肪的激素，就算小心翼翼地計算攝入的卡路里，你等於是自動讓自己淘汰出局了。

人體儲存脂肪的主要激素是胰島素。你可能會認為胰島素只跟糖尿病有關，但是它其實是關乎人類生存最重要的激素之一（如果你不懂得關掉它的話，它可是會讓你變得很胖）。

現在就來到了簡單的部分。胰島素會有反應的頭號東西就是碳水化合物，包括：麵包、義式麵條和馬鈴薯等所有澱粉類食品；蛋糕、糖果和碳酸飲料等精製糖製品；甚至是水果等較健康的碳水化合物食物。對你的身體來說，不管是哪一類東西都不要緊。只要攝取了這些碳水化合物，胰島素就會啟動。當然，一顆柳橙還是要比柳橙雪酪（sherbet）來得好，因為柳橙同時也會供給健康維生素和礦物質，但是無論如何，碳水化合物含量最終還是會成為血液中的葡萄糖。

為了讓身體進入燃燒脂肪的狀態，你需要更專注其他兩組巨量營養素（macronutrient

groups）：蛋白質與脂肪。刊載於《營養學期刊》（*Journal of Nutrition*）的一份研究顯示了，提高蛋白質的攝取量能夠增進減重效果並改善血脂濃度。《新英格蘭醫學期刊》（*New England Journal of Medicine*）的一項研究把一百三十二位受試者分組（其中許多人罹患了代謝症候群或第二型糖尿病），一組是低醣組，另一組是低脂組，試驗時間為六個月。低醣組平均減去了五．八公斤，而低脂組則只有減去了一．九公斤。低醣高膳食脂肪的群組實際上減去了三倍的體重！

這並不必然是因為低醣飲食的緣故；其實是因為對你和你獨特的新陳代謝來說，三組巨量營養素有了比較好的比例。這似乎很簡單，不是嗎？那麼為何人們不這麼做呢？

我就曾經在這種情況的第一線。我坐在大學的營養課上，聆聽著教授不斷重複說著人們需要攝取較少脂肪和較多碳水化合物，如此才能身體健康和保持健康體重的說法。你沒有聽錯。教授們告訴我要讓客戶做的事，跟確實奏效的做法正好完全相反。附帶一提：就跟其他我曾共事的健康專業人士一樣，我的那些教授都體重過重。我必須再次說明，這些人都是好人；他們都是被灌輸了錯誤東西的聰明人。當你教導聰明人如何做錯誤的事情，他們在做錯事方面可以達到世界一流的水準。當今世界健康與營養的教育本身則是一個完全不同的問題。至於他們鼓吹這種飲食背後的政治理由其實並不怎麼重要，重要的是你現在已經得到這項資訊，你要為了自己好而懂得善加利用。

膳食脂肪對你的大腦、神經系統和內分泌系統的功能是極為重要的。只不過脂肪的惡名在外，嗯，而這都是因為它叫做脂肪。人們現在變得會這麼想，吃了脂肪的結果就是讓脂肪上身。只是這種想法有點像是，要是吃了一堆藍莓，人就會真的變成藍色一樣。我對藍色小精靈（Smurfs）沒有不敬之意，但是實際上不會是這樣子的。

能量是膳食脂肪另一個較好的說法。最大量的結構性脂肪（structural fats）是在人體的神經膜（nerve membranes），尤其是大腦。你的大腦就是脂肪，並且正在展露身手！脂肪就像是絕緣體般包裹住神經纖維，包括了包裹腦中快速傳導的神經纖維的髓磷脂，而這種神經纖維能讓你進行手上的一切事物，但是速度更快。想要推動健康脂肪的重要性，蛋白質、碳水化合物和能量會是更好的行銷宣傳。

關於減重這件事，攝取較高比例的蛋白質和健康脂肪，你就可以讓胰臟生產出更多升糖素（glucagon）而不是胰島素。升糖素會誘發體內囤積的脂肪酸分解作為燃料；如果減去脂肪是你的目標的話，善用升糖素就是必要的。

我想要盡可能集中討論睡眠這個主題，因此就不在這裡多談細節。如果曾有體重問題，或者只是想要讓自己更精實健康，我大力推薦讀者瀏覽我的「減脂密碼」課程（The Fat

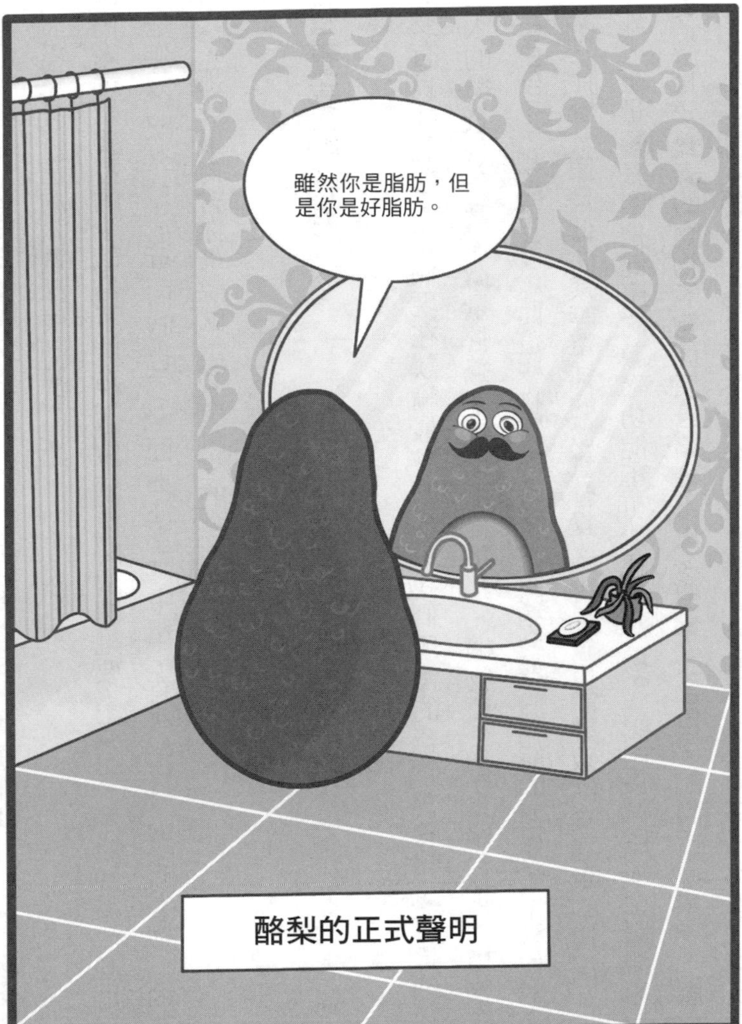
雖然你是脂肪，但
是你是好脂肪。
酪梨的正式聲明

Loss Code，網址：TheFatLossCode.com），包括了營養和運動策略，是一套能夠針對個人和個人需求量身打造的六週深度訓練計畫。

每個人都是獨特的，能夠了解這一點是減重時的關鍵要素之一，才能知道什麼是有效，而什麼是無效的方式。但是同時也要全面地注意其中還是有些始終一致的事物，因為只要生而為人，那些事物對你來說就是必不可少的。

微量營養素的祕密

想要有良好體態，我們現在談論最多的都是我們所需的巨量營養素，但是卻往往忽視了驚人的微量營養素。微量營養素包括了維生素、礦物質、微量礦物質、植物營養素（phytonutrients）和酶等等，而這些物質能夠讓人體達到最高效能的運作。不管你關注的巨量營養素是什麼，像是低血鎂等單純的微量營養素不足有可能導致飲食過量的情況。

此外，微量營養素是健康的激素功能不可或缺的一環；請記得減脂完全跟激素有關！食用富含微量營養素的食物能夠促使身體分泌更多瘦素（leptin，飽腹感激素），讓你保持平衡、健康和控制住飲食。這與現在大多數飲食剛好背道而馳，因為這些飲食大多是限制卡路里，並且鼓吹食用缺乏微量營養素的產品，像是即溶奶昔、能量棒和包裝好的低熱量點心。

即便你吃下的那包「健康的」加工餅乾只有兩百卡路里，那其實不重要。那些卡路里有怎樣的品質？會對體內激素產生什麼作用？讓我告訴你，它們基本上會沉重打擊激素。

你該如何才能攝取這一切富含微量營養素的食物呢？

說來簡單：那就是要吃真食物！

我早說過會讓減重變得很簡單，不是嗎？可是你要如何知道某樣食物是不是真食物呢？就讓我替你準備一份特別的小清單吧。

以下扼要列出有助於你斷定真食物的一些事項：

- 如果你無法辨別某項食物的來源，那很可能不是真食物（例如，看不出來含有一丁點兒小麥的貝果）。
- 如果食物是來自得來速的窗口，那很可能不是真食物。
- 如果食物裡含有四種或五種以上的材料，那很可能不是真食物。
- 如果食物上頭真的列出使用材料，那很可能不是真食物。

● 如果購買食物會送吉祥物或特殊玩具，那很可能不是真食物。

重點：要打造自己想要的身體，你必須與大自然重新連結。你的基因事實上會預期你食用特定的食物。一旦你藉由真食物和聰明的運動而重新編程自己的身體之後，情況能夠好到什麼程度其實是是沒有限度可言的。

我知道你辦得到，但是我呢？

體過過重或肥胖是兩面皆輸的局面。不只肥胖會造成睡眠問題，睡眠問題也會造成肥胖。

美國史丹佛大學的一份研究顯示，當人睡眠不足，他們體內的瘦素濃度就會顯著降低。再次重申，瘦素是既知的飽足感激素，而這是因為它在調節食慾方面扮演了重大角色。當你疲憊或睡眠不足時，這可能是你最無法拒絕食用那些明知道不該吃的垃圾食物的時刻。

當你身心俱疲時，大腦就會開始尋找額外的卡路里，以便讓一切維持基本水平運作。大腦知道可以從哪裡快速輕鬆地找到卡路里，那就是洋芋片、餅乾、冰淇淋等成年人突然間無法抗拒的兒童食品。這不再是意志力的問題；這是生死存亡的關鍵，因為這只不過是冰山一角……

研究人員已發現到睡眠剝奪會降低大腦的「高階」功能，大腦的原始腦部會因而過度反應。根據美國加州大學柏克萊分校所做的大腦顯影掃描，睡眠剝奪會促使與食慾有關的杏仁核（amygdala）出現較多的腦部活動。杏仁核是與情緒、反應和生存有關的主要腦區。這就是你為何你會變得「癱吃」（tungry，累癱了〔tired〕，但也餓壞了

睡眠不足時的大腦有著較為活躍的杏仁核

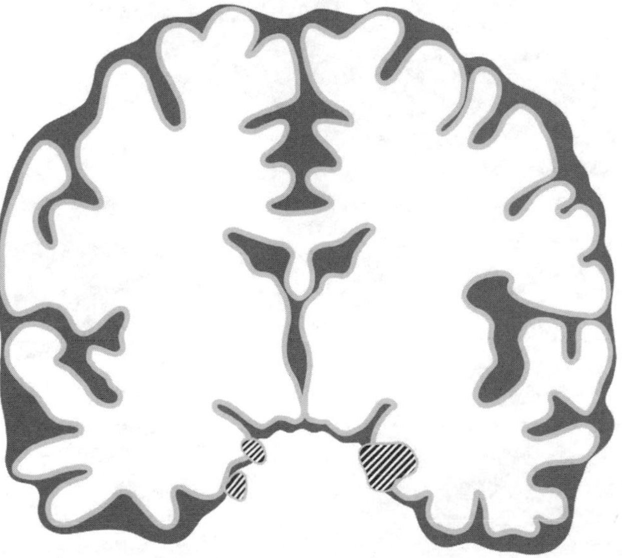

（hungry））。事實上，接受顯影掃描的研究受試者都選擇了較差的食物。

這也與額葉皮質（frontal cortex）和腦島皮質（insular cortex）的活躍度降低有關。額葉皮質和腦島皮質是與評估、自我控制和理性決策有關的腦區，而睡眠剝奪對這兩個腦區造成的變化肯定會讓你掙扎和失敗。

所以說，這並非總是與我們的意志力有關。許多很強壯的厲害人士之所以會減重失敗，那是因為他們在不知情的

睡眠不足的大腦有著較不活躍的額葉皮質和腦島皮質

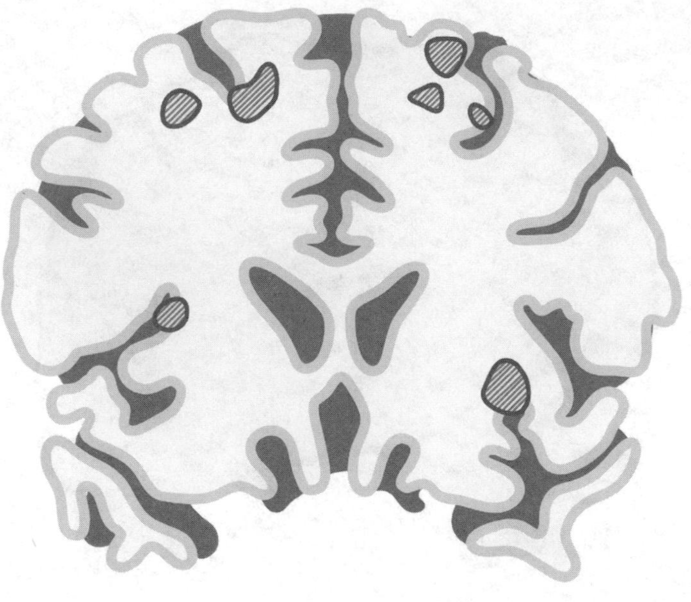

情況下為自己累積了不利的條件。當你睡眠不足時，體內的綠巨人浩克就會劫持大腦，你就無法抗拒那些曾允諾不會去做的事情。你會變得「癱吃」，沒有人膽敢攔著你，除非他們也想要被吞噬。

你過去的飲食失敗是你的錯嗎？是這樣的，除非是在編造藉口，否則那並不算是失敗。就算是你的錯，可是你並不知情，那其實也沒什麼關係。不過，既然現在你知道了這些足以改變身體的關鍵看法，就應該有意識地累績對自己有利的條件，不讓未來有失敗的可能。

伊芙・范考特博士（Eve Van Cauter, PhD）是美國芝加哥大學醫學系教授，她把睡眠剝奪稱為「肥胖的捷徑」。我們現在已經了解睡眠剝奪會降低胰島素敏感性、打亂激素週期和抑制大腦功能，我們因此知道她的說法是百分之百正確的。是時候了，不要再找藉口，趕緊讓身體得到所需的睡眠，最終減去體重，自己才能擁有真正該有的身體與健康。

邊睡邊瘦的活力祕訣 #1

如果你真的需要在就寢前進食，不妨吃點高脂低醣的點心，這會讓血糖保持穩定。對比之下，如果在睡前吃的是高醣點心，你的血糖就會飆高，而且即將到來的血糖崩潰（blood sugar crash）將足以讓你清醒而無法入睡。這就是為什麼在我們的文化中會有夜晚醒來吃點「深宵點心」的概念。嘿，這也是為什麼冰箱從一開始就裝了燈泡，不是嗎？

如果你想要一夜好眠，就寢前進食可以說是你能做的最冒險的事情了（對體重過重的人來說更是如此，這是因為皮質醇的濃度會升高很多）。進食之後，請給身體整整九十分鐘的時間消化（越長越好），然後才上床睡覺。再次重申，如果你吃下的是碳水化合物，那就更該如此，因為如果在睡覺時出現了低血糖的情況，你極有可能會因此而脫離深層睡眠階段，之後就會很難再進入深層睡眠。

再說一次，這並不表示碳水化合物本身是不好的；這不過是指食用碳水化合物的時間會造成不同的影響。根據《美國臨床營養學期刊》（*American Journal of Clinical Nutrition*）的一份研究，在就寢四個小時之前，食用容易消化的碳水化合物食品能夠讓人更快入睡。當你經歷了一天的工作、運動和與家人朋友相聚的時光之後，吃一些自己愛吃的碳水化合物食品，配上一頓富含微量營養素的晚餐，那絕對是好事。只不過你一定要早一點進食，好讓血糖有機會重獲平衡。

邊睡邊瘦的活力祕訣＃2

請永遠謹記這一點：營養不足會導致持續性飲食過量（造成睡眠和整體健康不佳的連鎖反應）。

今日的社會中，有這麼多的人身上充滿過多的熱量但卻缺乏營養，實在是讓人相當吃驚。當你發現自己有持續性飲食過量的情形，那大概是你的身體渴望更多營養的求救信號。驅動你的大腦、器官和細胞都是同一件事：生存。大腦和器官會不斷交換特定的營養素訊息，因為它們需要這些營養素才能運作和再生。身體的飢餓信號是由下視丘所控制，不過就是傳送出體內需要營養素的訊息。「嘿，我們需要鉀、維生素B_{12}、銅、鎂和二氧化矽，立刻送來！」結果送來的是甜甜圈和咖啡，微量營養素的數據顯示：-82。

邊睡邊瘦的活力祕訣 #3

你不只是沒有得到身體所需的東西，反而還為了要處理攝入的這些假食物而損失更多資源！你可以從咖啡取得少量的抗氧化劑（antioxidants），但是那尚不能抗衡甜甜圈所帶來的自由基活動。

你的身體會以其無窮智慧做些什麼呢？它會再次響起飢餓的警訊。它這一次不只是需要先前的東西，還需要鈣、硒、茄紅素（lycopene）和維生素C。但是送來的是三明治和洋芋片，整個情況就如此不斷地循環反覆。於是人不斷感到飢餓、吃了愈來愈多的食物，可是卻似乎永遠找不到關閉的開關。此時就需要睡得更聰明和真食物來為我們發揮扭轉乾坤的力量。

藉由改善睡眠品質，你的胰島素敏感性自然會上升。當你專注讓自己所吃的大多是富含微量營養素的食物（也保留了些許空間來食用享樂的食品），這樣一來身體必然會分泌瘦素，填補最初讓你產生貪得無厭飢餓感的營養素空缺。達陣得分。你贏了。

讓每天第一餐是最豐盛的一餐，聰明地開展每一天。在現代世界中，許多人都已被制約成食用點心來當早餐：麥片、吐司、鬆餅、貝果、穀麥片、果昔等等。每天一開始就讓胰島素飆高，這會讓自己整天都在囤脂。

長期減脂的一個最大祕密：不要讓胰島素在清早升高。因為你正在家裡的櫥櫃旁邊，想要獲得真食物、超級食物和健康脂肪補充物的話，早上是最理想的時段。你的早餐可以是蔬菜煎蛋捲、撒上褐藻（kelp granules，對甲狀腺功能極佳的一種海藻）的酪梨切片，以及一些omega-3補充品，如此就可以用有益激素健康的方式來展開每一天的生活。

順便一提，我並沒有詆毀所有果昔的意思，只是如果你的目標是要減脂，那就要維持攝入最低量的水果（儘管水果還是要比糖霜甜甜圈來得好，但是如果不注意攝取量的話，依然會讓胰島素飆升）。反之，如果你要打果昔的話，那就要以著重在綠色蔬果的果昔取而代之。果汁機裡放入超級多如菠菜等綠葉蔬菜，加上一些漿果、蛋白粉、杏仁醬、一些可可粉（真正的巧克力粉）、肉桂和無糖杏仁奶，或許再放入半條小香蕉或一點甜菊糖（stevia）調味。這些綠色蔬果和微量營養素將有助於胰島素維持低點反應。

儘管可以飲用綠色蔬果昔，但是對大多數人來說，最佳早餐選項是來點蛋白質（如雞蛋、肉排或鮭魚）、蔬菜（生熟食皆可），以及一些健康的脂肪（如酪梨、椰子、橄欖，或是堅果和種籽）。不要再吃像是天才巧克力製造者威利．旺卡（Willy Wonka）所招待的早餐。如果你想要減脂，那就要重新定義何謂健康早餐，好讓身體不是在儲存脂肪的狀態，而是從一清早就要處於燃燒脂肪的狀態。

升級自己的營養、優化激素功能，並要防範杏仁核劫持（amygdala hijack）的情況，這些全都是改善身體狀態和睡眠的重要關鍵。不過，我們還要處理一個很重要的飲食類型，如此才能保證自己可以一夜好眠。我們現在就進入下一章來了解那是什麼東西吧。

第十四章

少喝點酒

你知道你實際上會越睡越聰明嗎？睡眠最有價值但通常為人忽略的一個面向就是所謂的記憶處理（memory processing）功能，也就是將短期記憶和經驗轉化為長期記憶。

記憶處理深受不同階段快速動眼期睡眠的影響。如果你獲得了最佳的快速動眼期睡眠，那就萬事安好，可是一旦快速動眼期睡眠被打亂了，你的記憶和健康就會出問題。

研究證實的好消息是夜間喝酒確實會讓人較快入睡，壞消息則是體內系統中的酒精會嚴重打亂快速動眼期睡眠。人會無法進入深層且持續的快速動眼期睡眠，大腦和身體會因此無法完全恢復活力。這就是為何人們從受到酒精影響的睡眠中醒來之後，一般來說都不會覺得神清氣爽的原因。

你知道情況確實如此——這就是為什麼宿醉（hangover）成為了當代語彙中深受歡迎的

詞彙。當然，你應該看過電影《醉後大丈夫》（*The Hangover*），對吧？電影呈現了一個極端的例子，也就是醒來後不記得前一晚發生的事（因為你搞砸了腦袋的記憶處理），而且可能臉上還會多了一個刺青。

美國密蘇里大學有一項研究發現酒精之所以會打亂睡眠，是因為它會搞亂身體疲勞和清醒之間的平衡狀態，也就是所知的睡眠恆定（sleep homeostasis）。

恆定性基本上就是維持內部穩定的能力。我們已知道缺乏睡眠會造成不易清償的「睡眠債」。我們在第四章談過，你的身體忍痛掏出來讓你清償睡眠債的最佳錢幣形式就是腺苷酸。誠如該章節的討論，腺苷酸濃度上升會促使身體入睡，但是咖啡因則具有阻擋睡意的能力。如此一來就有了這樣的結果：因為咖啡因掩蓋了睡意，以至於已經想睡的你卻不全然知道這一點。

腺苷酸也在酒精對行為的影響中扮演了關鍵角色，特別是促進睡眠和運動損害方面。研究顯示了酒精依賴（alcohol dependence）和睡眠障礙的病理生理學，其實都與大腦腺苷酸的傳訊方式改變有關。酒精會導致腺苷酸的胞外濃度增加。如此一來就有了這樣的結果：你知道自己想睡了（而且端視你已經喝了多少酒，你也會知道自己有多性感）。

這種由人工強化的腺苷酸會打亂你的睡眠恆定，因為你的身體會集中全力要將之清除。

從圖表就可以了解到，在接近就寢前攝入酒精，會使得第一階段的睡眠遠低於正常情況的快速動眼期睡眠，而接下來當身體試著要解決問題時，同時也會出現快速動眼期反彈效應，又使得睡眠高於正常的快速動眼期。這很可能會讓你醒來時覺得自己被折騰得像一只襪子，一只又舊又臭且顏色古怪的襪子。沒錯，你是睡了覺，只不過得到優質睡眠和昏睡之間是有天壤之別的。

健康的睡眠模式與受酒精影響的睡眠模式比較圖

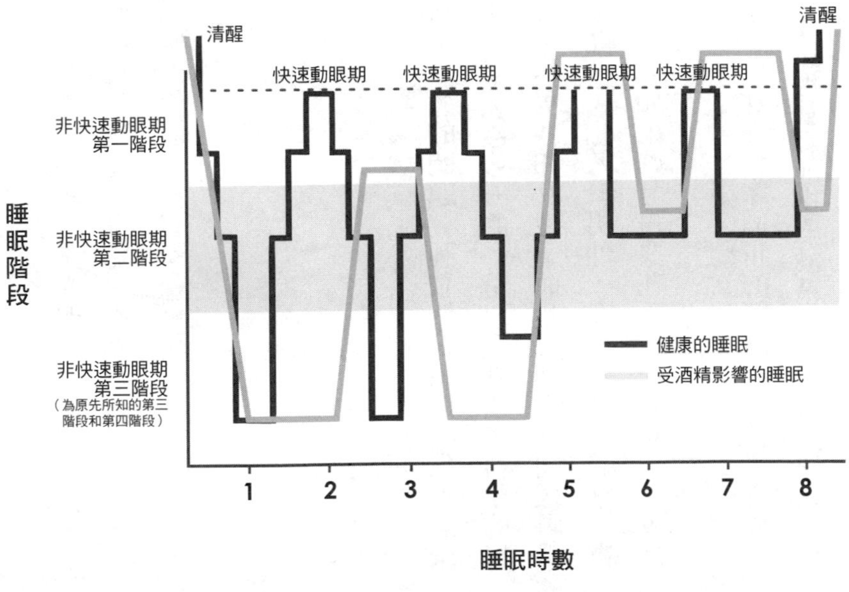

這樣的行為再持續下去，我們就可以看到一些真正的問題。美國聖路易斯華盛頓大學的研究人員發現，若是與睡眠正常的人相較，睡眠週期被打亂的受試者會更有可能顯現出與阿茲海默症有關的跡象。這不啻是公開呼籲我們不要錯把睡眠的多寡誤認為睡眠的品質，並且要避免會損害睡眠與大腦的事物。

女士之夜

有強而有力的證據指出女性在深夜飲酒會衍生更多的問題。刊載於《酒精中毒：臨床與實驗研究》（*Alcoholism: Clinical and Experimental Research*）的一份研究就為了科學的目的而讓受試者喝酒，其依照每個人的體重把酒分發給男性和女性，而且每個人都同樣喝得醉醺醺（衡量標準為呼吸酒精含量）。研究結果顯示，相較於男性，女性受試者較常在夜間醒來，維持清醒的時間較長，整體睡眠時間較短。如果妳計畫要在下一次的女士之夜外出喝酒的話，這會是重要的訊息。

酒精之所以對女性影響更大，可能的原因是在於女性代謝酒精的速度比男性來得快。基本上，女性會更快經歷酒精的鎮靜作用。如果在接近就寢前攝取酒精，女性會更快入睡，但是接下來的睡眠階段被打亂的機會就更大。在某些案例中，這可能會引起盜汗、焦慮，甚至是惡夢（如果她們有進入快速動眼期睡眠的話）。

然而，這並不是給了男士免死金牌，也不是要讓女性感到掃興。深夜飲酒都會影響到每個人的某些方面；這不過是要讓我們找到正確的方式來應對這個事實，以便獲得真正需要的睡眠。

我內急

睡前飲酒會打斷睡眠，而其中一個比較明顯的狀況就是人會變得超乎平常地想上廁所。起床去解放膀胱會打亂睡眠模式，嗯，當然這是因為你在小便。

當你因酒精影響而從睡眠中醒來，每醒一次，就會變得越難再進入恢復活力所需的最佳睡眠階段。重點就是：如果你在就寢前飲酒，務必在上床睡覺前給自己足夠的時間上廁所。

睡前飲酒也會加劇你可能正在承受的健康問題。我們顯然會馬上想到前列腺和膀胱問題，但是有想過經診斷出的睡眠問題嗎？

罹患睡眠呼吸中止症的人對此必須特別小心。睡眠障礙專家瑞娜．梅拉醫師（Reena

Mehra, MD）是美國凱斯西儲大學勒納醫學院的克里夫蘭診所醫學中心（Cleveland Clinic Lerner College of Medicine of Case Western Reserve University）醫學副教授，她指出酒精會降低上呼吸道的肌肉張力，這意味著幾杯黃湯下肚之後，呼吸相關的睡眠問題就會變本加厲。罹患睡眠呼吸中止症的人喝了酒，往往會更常出現呼吸停止和停止時間變長的狀況。你需要好好考慮喝酒是否是個值得去做的事，因為如果你任由酒精和睡眠呼吸中止症混雜並存，你面對潛在生命威脅的副作用很可能會大幅增加。

誠如我們在第十三章的討論，真正的解決之道是要甩去身上多餘的體重，以便逆轉睡眠呼吸中止症的症狀和改善睡眠品質。因為飲酒其實是腹部脂肪的同義詞，因此顯然不會對你的減重計畫有任何助益。我在談的是叫你不要出去和朋友同樂嗎？當然不是！但是你必須確定事情的輕重緩急，先做好對你來說最重要的事情，如此一來，你才更能夠享受與親朋好友相聚的時光。

疲憊是新的伏特加酒

另一個酒精和睡眠剝奪緊密相關的部分就是開車上路的問題。麗莎．西維斯醫師

（Lisa Shives, MD）是美國伊利諾伊州艾文斯頓市（Evanston, Illinois）北岸睡眠醫學中心（Northshore Sleep Medicine）的創辦人，她說道：「眾多研究已經顯示睏倦足以削弱開車技能，影響程度與酒醉不相上下。事實上，連續二十個小時都不睡覺會讓一般駕駛人駕駛技術變差，就像是血液酒精濃度達到美國各州法定標準酒測值百分之零點零八的人一樣。」

讀者應該都知道出現昏昏欲睡的症狀是什麼樣子。你的頭會前後搖晃；你對周遭的事物失去意識；你的眼皮變得很重，重到很難睜開雙眼。此時竟然還讓你控制一台以中高速度行駛的一．八公噸的駕駛機器。是的，這聽來很糟，因為這真的是很糟的事。

根據美國國家公路交通安全管理署（National Highway Traffic Safety Administration）的估計，警方每年接獲通報的十萬件車禍事件都是疲勞和睏倦所導致的結果。實際上，這應該是保守估計的數據，畢竟想要檢測昏昏欲睡，那絕非是跟血液酒精濃度檢測一樣容易的事。

酒駕實在影響太多人的性命安危，故而是個國際關注的問題。正因如此，人們的意識已經提高，並採行有助於防範酒駕的實質措施。但是有任何人在倡議反對極度疲勞的人開車嗎？美國國家睡眠基金會（National Sleep Foundation）近期所做的民調發現，百分之六十的駕駛人承認在去年曾經在睏倦的情況下駕駛，而且有百分之三十七的人坦承曾經在開車時睡著過。還有什麼能夠比這種情況更危險呢？數據顯示，涉及疲勞駕駛人開車時睡著的許多交通事故，現場都沒有留下駕駛人為了避免意外的煞車痕跡，而且因為大多數的這類意外事件通常都會致命，故而很難追蹤。

美國汽車協會交通安全基金會（AAA Foundation for Traffic Safety）近來所進行的另一項研究也揭露了，六分之一（約百分之十七）的死亡車禍都是肇因於睏倦的駕駛人。然而，由於酒醉駕車會被唾棄，但是睡眠不足時駕車卻是文化上可以容忍的事情，因此人們依然覺得這一類令人訝異的數據有點言過其實。好吧，不妨讓言過其實的說法的破解之王來看看疲勞駕駛是否真的有那麼危險吧。探索頻道（Discovery Channel）的《流言終結者》（*MythBusters*）節目檢視了這個議題，比較了酒駕和疲勞駕駛之間的不同。

為了這項比較計畫，流言終結者托瑞．貝勒奇（Tory Belleci）和凱莉．拜倫（Kari Byron）準備了兩個不同車道來進行駕駛表現的基線測試，一個車道模擬了城市的駕駛狀況，另一個則是模擬高速公路較為單調的車道（要繞著車道行駛二十五圈），藉此評估駕駛人的注意力廣度。

測試是由警員在封閉的車道上監看，而流言終結者都坦承這可能是他們做過最危險的實驗。托瑞和凱莉喝了酒，喝到讓自己剛好達到法定標準酒測值之下的百分之零點零七，接著就開車上了兩個車道，並將「酒醉」的情況設為駕駛表現的基線。設定好了基線之後，實驗接下來的部分需要兩個人連續三十個小時不能睡覺。他們兩人因此整晚沒睡，隔天就馬上重新進行了測驗。這個實驗的結果果真讓人吃驚。

相較於在酒醉情況下開車，睡眠不足讓托瑞的駕駛表現糟了十倍，而凱莉開車不穩定的情況則嚴重了三倍（儘管設為基線的酒駕情況就已經很不好，但是睡眠不足則對她的影響更大）。雖然這個例子採取的是睡眠剝奪比較嚴重的程度，但是人們到底多常在某種程度嚴重疲倦的情況下開車，而削減了身體對好幾百磅汽車的控制能力呢？

這個實驗是一份公共服務聲明，為的是要讓我們了解到，在睡眠不足情況下開車真的是很不值得的事，也讓人思考人在睡眠不足的情況下做事會有怎樣的結果。造橋鋪路、動手術、檢查食品和飲水供給、駕駛公車和計程車……真的有太多事情讓人無法想像。當我們沒有照顧好自己，不懂得優先看重睡眠的話，我們會對自己和身旁的人帶來更大的危險。

這一章的重要性是在於它讓我們反思了現實。我們把駕駛和喝酒視為理所當然的事。我們明知道把這兩件事混在一塊兒是不好的，而酒精和睡眠混在一塊兒也不好——睡眠不足和駕駛也不該混在一塊兒。這並不表示你不能與親朋好友歡度相聚的時光，但是你需要有一個聰明的行動規畫，確保自己在一日將盡時還保有健康。

少喝點酒的活力祕訣 #1

至少在就寢的三小時之前就不再喝酒。如果你想要有高水準的表現，並且依然可以和朋友外出喝酒的話，那就與朋友在優惠時段聚會，而不是整晚狂歡暢飲。

倘若你想要掌控恢復活力的睡眠這件事，請考慮為酒精訂定宵禁時間，好讓自己在睡覺前，身體能夠有幾個小時的時間把酒精排到體外。至於到底確切要花費多少時間，這跟你喝了多少酒、你的體重和身體脂肪都有關係。請參閱「睡得更聰明」額外資源手冊（網址：sleepsmarterbook.com/bonus），裡頭收錄了一份很棒的酒精代謝率圖表和血液酒精濃度計算表。

少喝點酒的活力祕訣 #2

務必讓自己睡得更聰明，獲得身體真正需要的休息和修復，才能避免讓自己一開始就陷於危險駕駛的境地。不過，還是有可能會發生情有可原的情況，只是一旦出現了強烈昏昏欲睡的症狀，那就要馬上靠邊停車。協會認證的睡眠醫學醫師麗莎．西維斯醫師表示：「找個安全的地方，試著小睡十分鐘到二十分鐘。研究顯示小睡一下可以讓人變得較為敏捷和表現得更好。」專家們也建議不要在深夜獨自長途開車。如果你要長途開車的話，美國國家睡眠基金會建議每兩個小時就要休息一下。

少喝點酒的活力祕訣 #3

請多喝點……水。這樣做準沒錯。

部分原因在於酒精是液體，因此很快就會溶入血液之中。為了幫助身體盡速退散酒精的效應，你需要多喝點水來幫助身體排出遺留在體內的代謝廢物。

酒精也是利尿劑，意味著會促使身體排出更多液體，就可能讓人更容易脫水。每當你喝下一份含酒精的飲料，你的身體就會排出相當於四倍的液體量。宿醉時會感到噁心和其他討厭症狀，而脫水就是造成這些情況的主因之一。

為了盡快解酒，就要補充身體水分。酒類專家安東尼．吉格里歐（Anthony Giglio）的建議是，每喝了一杯酒，就要喝下一杯二百四十CC的水。在桌上準備一壺水，這並不需要有參加益智節目《危險邊緣》等級的智識，可是我敢打賭，當你隔天醒來沒有絲毫宿醉的情況時，你會覺得自己像個天才。

第十五章

調整睡姿

這或許讓人驚訝，那就是我們竟然需要談論睡姿。多數人會認為那是再簡單不過的事，只要躺下來，一切魔力就會發生。因為我們已經那麼做很久了，久到早已成為無意識的動作，我們因此往往不會想到睡姿的重要性。

事實是你的睡姿不只很重要，而且是至關重要。

以下列出了會受到睡姿影響的一些層面：

- 流到腦部的血流
- 脊柱的穩定性
- 激素分泌

- 關節與韌帶的完整度
- 供氧與有效呼吸
- 肌肉機能與療癒
- 心臟機能與血壓
- 消化與細胞代謝

如果你的睡姿限制了身體的運作和恢復能力，不管你睡了多少小時其實都不重要，因為派對後隔天醒來的你依然會覺得糟透了。

睡姿最重要的面向之一就是要維持脊椎的完整度。只要是好的手療師（chiropractor）都可以教導你這樣的事實，即貫穿脊椎的腦幹是與所有主要人體器官直接連結的。倘若脊椎受損了，腦部與身體之

最常見的睡姿

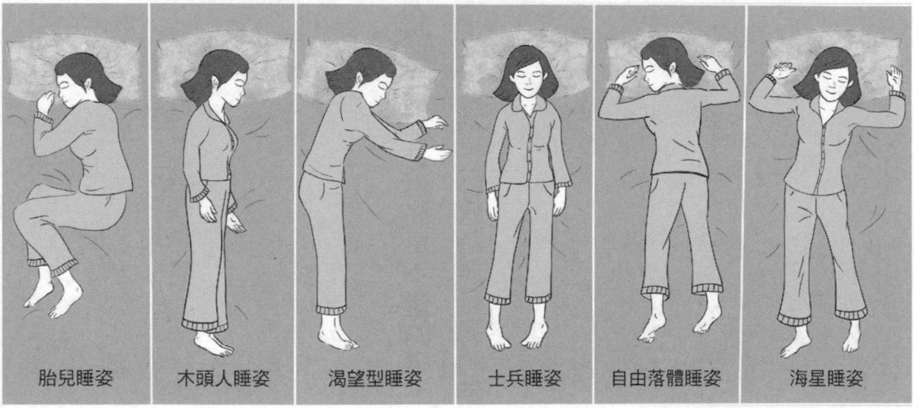
胎兒睡姿
木頭人睡姿
渴望型睡姿
士兵睡姿
自由落體睡姿
海星睡姿

間的訊息就會中斷，慢性疾病和重大傷病就會發生。其中的一些問題就出在你睡覺的方式。

人們用來睡個好覺的睡姿有許多種。除了海星睡姿、自由落體睡姿和士兵睡姿之外，還有許多會讓自己睡得舒適的睡姿。

雖然人們的睡姿種類很多，但是每個人都只會偏好一種或兩種。請查看一下圖表，看看你自己是哪一種睡姿。

這些睡姿是最基本的類型，各自還有許多變化形式。為了更簡要說明，我們接下來只側重在仰睡、趴睡和側睡的最佳睡姿。

仰睡

許多專家都會告訴你仰睡是理想的睡姿，而這個說法之所以正確是基於幾個原因。首先，你的脊椎處於最好的位置（只要你沒有犯下下文談到的錯誤）。此外，這種睡姿比較不會讓你有消化不良的情況，如胃酸逆流（acid reflux）。最後，對於那些關心美容問題的人來說，仰睡可讓皮膚呼吸，故而比較不會長痘子或出現早發細紋。

仰睡的缺點就是更可能出現打鼾和睡眠呼吸中止症。部分原因乃在於當我們仰睡時，地心引力會迫使舌根陷入氣管而阻礙呼吸，另一個原因是仰睡會加劇一般喉嚨無力的情況，使得喉嚨在睡覺時關閉。如果某人身上有過多的體脂肪（誠如我們在第十三章的討論），堆積在喉部和周遭的脂肪會阻斷正常的空氣輸送。減去過多體脂肪和善用不同睡姿可以改善這樣的情況。

仰睡是最符合主流民意的睡姿選擇，但是我們也必須承認這不是最舒服的睡姿。仰睡絕對會對脊椎比較安全，但是如果你犯了以下任何一個大錯誤的話，那就不是最佳睡姿：

使用巨大的枕頭：有些人的床看起來就像是在舉行枕頭慶典儀式一樣。使用許多枕頭作為裝飾並沒有問題，但是這並不意味著你必須要睡在所有的枕頭上。仰睡時，頭部枕著一個或數個過大的枕頭，這會讓脊椎的自然弧度全然錯位，你到頭來反而會頸痛、背痛和頭痛或者甚至出現更嚴重的情況。這樣也會使得腦部整夜循環不良，因為血液要不斷試著翻越頭下的「枕頭山」。

睡眠期間的自然睡姿就是要讓頭部位置較低，因為身體就該要有一段時間不需要這麼賣力地把血液泵入腦部。請立即戒掉這種迷戀枕頭的嗜好，因為這麼做對背部和腦部非常不好。

使用破舊的床墊：說真的，你還不如乾脆睡在地板上算了。床墊應該要給你支撐——但是不該過度（像是地板）或過少（讓屁股像是深陷鬆軟的無底洞般）。你不需要取得世界上最花俏高級的床墊；你只需確定睡在上面不會讓身體塌陷太多而損害到脊椎的自然弧度。我們很快就會再針對床墊深度說明。

趴睡

趴睡曾是等同於嬰兒般的睡姿。贊成或反對讓嬰兒趴睡的聲音時有所聞，而在當今的世界依舊爭論不休。兒童發展專家瓦茲拉夫・沃伊塔博士（Dr. Václav Vojta）表示，如同嬰兒般趴睡對人的發展實際上是很重要的。沃伊塔博士做了五十年的研究，辨識出人體有特定的壓力點，當我們在嬰兒時期，這些壓力點能夠「啟動」體內的神經系統程式。當嬰兒趴著睡覺時，他們自然會做一些細微的動作，而這些壓力點就會被觸動。

這種情況進化到了成年時期，許多人就是覺得趴睡讓他們比較舒服和平靜。由於趴睡的優缺點很多，因此如果要趴睡的話，那就要睡得正確。

臉先朝下趴後把雙腿打直和雙手放在兩側，這可能是個壞主意，因為這樣會有損背部，讓腰椎無法有自然的弧度。再加上頭會轉向一邊，如此整個壓在枕上好幾個小時，這就註定會為自己帶來嚴重的後果。

至於趴睡好的一面，有些研究顯示趴睡有助於防止輕微打鼾和一些睡眠呼吸中止症的病徵。趴睡會讓上呼吸道打得比較開，因此只要遵循以下幾個簡單規則，趴睡是不會有問題的：

抬起一側的膝蓋：抬高一側的膝蓋來打開髖部，如此就可以減輕雙腿打直趴睡對脊椎帶來的一些壓力。

不要使用枕頭：如果要趴睡的話，那就要拿掉枕頭，因為你真的用不到。使用枕頭反而會讓頸部整晚過度伸展，那實在是很蠢的做法。想想看，要是你一整天到處走動的時候頭都向後仰看著天空會是什麼樣子。沒錯，你會看起來像瘋子一樣，而且還會有頸部的毛病。

把枕頭拿來做別的事：在腹部和髖部下方墊一個厚實的小枕頭，這可以減輕下背部和頸部的壓力。在抬高膝蓋同一側的舒適位置墊一個枕頭，這麼一來就是一個比較健康的趴睡睡姿。

側睡

大多數的人都表示自己偏好側睡，而這有充分的理由。人類的睡眠和發展最密集的時期就是我們蜷曲在子宮裡的胎兒時期。側睡是讓我們彷似在這個發育樣板階段的自然睡姿。相較於仰睡，側睡可以快速解決打鼾和幫助改善呼吸問題。此外，側睡（尤其是左側睡）據說能夠紓解胃酸逆流和胃灼熱（heartburn）等麻煩的消化問題。

大部分側睡的人都知道，側睡的缺點就是這種睡姿會造成令人畏懼的「死臂」（dead-arm）和手指麻木的情形。壓在手臂側睡太久會阻絕血流和神經功能，醒來之後會感覺像是有人對你惡作劇，在你的手臂上塗滿了局部麻醉藥奴佛卡因（novocaine）。

以下是側睡的一些簡單祕訣：

側傾肩膀：不要直接枕在肩膀上睡，把肩膀稍微前傾，避免縮著肩膀和手臂肌肉。

枕頭的建議：確認頭部枕在枕頭上時不會被撐得太高。利用枕頭來支撐頸部，但是不該把頭撐著太高，這樣才能確保脊椎保持著自然伸直的位置。

有背痛問題的人：如果有背痛問題的歷史，專家建議在側睡時可在雙膝之間放個軟枕頭，這有助於穩定脊椎和減輕髖部和下背部的壓力。

棘手的床墊問題

人的一生有三分之一的時間都會躺在自己選用來睡覺的床墊上頭。床墊的重要性真的是再怎麼強調也不為過。這裡只是想清楚表明，就連能夠選擇床墊也是莫大的恩典。在世界各地，好多人都是直接睡在地板上，可是卻比有些睡在極昂貴床墊的人睡得還要安穩。我們必須以合理的方式來看待這些事情，那就是我們知道床墊是重要的，確實如此，但是這本書裡提到的其他事物也同樣重要。話雖如此，你的床墊要不是會造成更多的問題，不然就是一份真正有益健康的恩典，可以讓你三分之二的人生過得更好。

研究指出有超過七千萬的美國人都承受著睡眠相關的疼痛。幾百萬人睡醒後並不是精神煥然一新，反而是被睡覺的床墊搞到全身痠痛。《消費者報告》（*Consumer Reports*）表示床墊每七年就該更換，但是大多數的人都不會考慮這麼做。買了床墊後，我們繼續過生活，通常不會多想些什麼。

建議每七年要更換床墊最重要的理由之一，就是大多數的床墊在使用的頭兩年會下陷百分之二十五，之後會繼續快速地損壞。經研究發現這是造成睡眠相關背痛的最大成因。

當你躺下時，你的髖部會是身體最沉重的部位，鋪著泡棉的床墊就會先從那個部分開始分解和損壞，失去了所謂的床墊彈性（反彈力）。當床墊無法持續反彈，那就會對脊椎的完整度造成問題，並且瓦解掉髖部和脊椎之間的肌肉張力。你可能以為自己是放鬆的，但是因為體重分布不平均，有些肌肉是放鬆了，可是如同歌手萊諾・李奇（Lionel Richie）可能會說，其他肌肉卻都在「徹夜狂歡」（all night long）。

一開始的時候，床墊不會

在不同床墊彈性下的脊椎定位

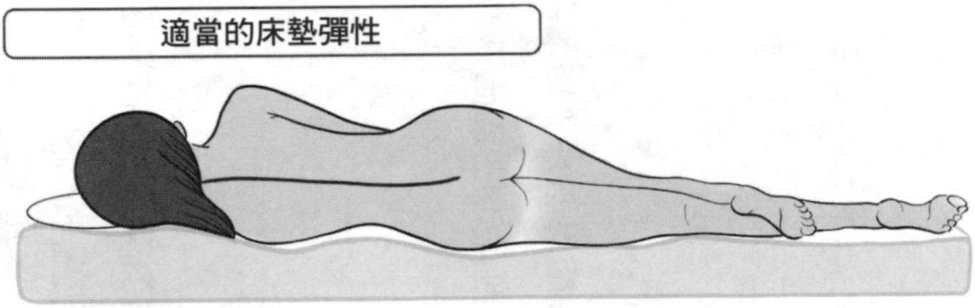

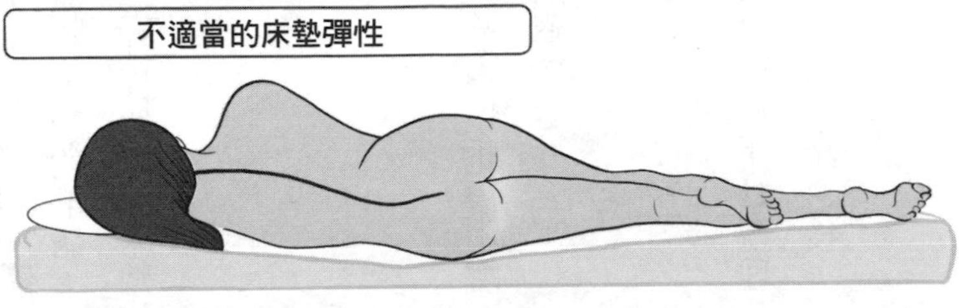

有什麼問題，但是隨著時間一久，床墊就會失去彈性，而你甚至都不會想到自己身上的問題其實跟夜晚墊在頭下方的東西有關。不只是背痛而已，還包括了頸部問題和內臟的毛病，甚至連你醒著的時刻受傷的風險都會增加，而這一切都是因為你是從一張彈性疲乏的床墊醒來。但是這都還不至於是最大的擔憂。

粉飾太平

許多人都驚愕地發現原來大多數的床墊都含有有毒泡棉和合成纖維，並會以化學阻燃劑（flame retardants）加以處理，結果就會排出氣體而導致一大堆的健康問題。用於傳統床墊阻絕劑的化學物質包括：

- 多溴二苯醚（Polybrominated diphenyl ethers, PBDEs）：二〇〇四年之前用於床墊處理的化學物質。不過，自從這些化學物質經斷定會毒害肝臟、甲狀腺和神經系統之後，床墊公司已經逐漸不再使用。
- 硼酸（Boric acid）：具有所知的致癌特性。

● 三聚氰胺樹脂（Melamine resin，含甲醛〔formaldehyde〕）：美國國家環境保護局（Environmental Protection Agency, EPA）已將甲醇歸類為是一種長期接觸下恐會使人類致癌的物質。

如果你曾經有床墊送貨到府的經驗，每當組合安裝好之後，床墊公司常常會告誡你要「讓室內通風」。你可以說我是個不切實際的人，但是家裡送來了一個床墊之後，我認為房間裡不應該聞起來像是剛刷了油漆似的。我們也誤以為只要聞不到那個氣味，那就安全無虞了，只不過事實並非如此。

原先立意良好的東西（阻燃劑）卻更可能會帶來健康問題。其對成年人的影響已令人擔心，而對孩童的影響更是巨大。

詹姆士．史普羅特博士（James Sprott, PhD）是著名科學家和化學家，他相信儘管造成嬰兒猝死的原因很多，但是最大問題之一就是嬰兒床墊所排出的有毒氣體。他斷言從一九五〇年代初期，含有磷（phosphorus）、砷（arsenic）和銻（antimony）的化學合成物就被當作阻燃劑和其他目的而添加到床墊中。一般寄生於寢具的真菌會與這些化學物質起相互作用，進而產生有毒氣體。一旦嬰兒吸入或吸收一些致命氣體之後，中樞神經系統就可能會停擺，導致呼吸停止，再影響到心臟功能。這些氣體會毒死嬰兒，使其在睡夢中毫無掙扎地死去。根據史普羅特博士的研究，一般的剖檢根本驗不出任何嬰兒中毒的典型跡象。

這實在令人擔憂，但也提醒了我們要注重細節和自以為是正常的事物。史普羅特博士還提到這些物質不只是經由呼吸吸入，還會被人體吸收。重點就是要了解當你能聞到某種味道的時候，那早已進入皮膚和身體裡了。（下次要是有人在你身邊放屁，你可能會嚇壞了。很抱歉，可是事實就是如此！）但是我們也很快會對氣味感到麻木。不管味道是好是壞，我們的嗅覺會快速調降我們的味覺經驗。這就是人們常會說要停下腳步來嗅聞玫瑰花香，因為若不這麼做的話，很快就會察覺不到花香了。

如前文所述，就算你聞不到某種東西的味道，那也不代表就是安全的，這就是為何開始選擇沒有上述風險的床墊是最重要的事。一般來說，如同舊鞋或舊衣，床墊不過是我們互相傳遞使用的東西，但是《英國醫學期刊》（*British Medical Journal*）刊載的一份研究顯示，重複使用嬰兒床的嬰兒猝死風險會增高三倍。箇中原因就在於，不管是誰睡過床墊，身體脫落的皮膚細胞會成為微生物分解的有機物質，結果可能會造成微生物的毒性競爭，悄然地讓我們的健康曝露於巨大風險之中。

一九九四年，紐西蘭推行了一項很重要的保護兒童和防止嬰兒猝死症（SIDS）的全國性計畫。紐西蘭各地的健康照護專業人士深知那些觸目驚心的數據攸關著排氣床墊的危害，因而積極懇請父母親要以無毒的便宜防護床包包覆新生兒的床墊。接下來的二十年期間，使用防護床包包覆床墊的二十多萬的紐西蘭新生兒，都沒有出現死於嬰兒猝死症的通報病例。打從包覆床墊運動開始之後，紐西蘭有一千零二十件嬰兒猝死病例，但是沒有一個是睡在床墊包覆完善的孩子。

讀者可以了解到，我們不該只是隨便看看就為自己和心愛的人選定床墊。你的床或許有三十七點七層的泡棉，以及能夠像連身緊身衣般把你包裹起來的神奇舒適層（pillow top），但是那些不過是裝飾門面的東西。你的床墊彈性到底可以維持多久？你的床墊在處理過程中是否使用了你應該要注意的潛在毒性物質呢？

睡眠時使用無毒床墊是你應該考量的優先事項，使用彈性保持較久的床墊也該是優先事項。床墊通常是我們生活中的一大投資，因此下次為自己和家人選購床墊時，請務必遵循我在「睡得更聰明」額外資源手冊的建議（網址：sleepsmarterbook.com/bonus），那會對你有極大的助益。

與此同時，為嬰幼兒使用床包是個很棒的做法。額外資源手冊也提供了更多相關資訊，不妨自行前往瀏覽一番。我們要睡得健康、睡得安全、睡得更聰明！

你是與靈魂伴侶、還是與敵人共枕呢？

與心愛的人同眠共枕經常會帶來極大的慰藉，能與自己最愛的人每天一起入睡和甦醒可說是世上最美好的事了。但是請注意一點，如果你希望對方一直是自己最愛的人，而且自己也一直是對方的最愛，你就一定要以智慧來面對與人共眠的處境。

無庸置疑：與另一個溫暖的肉體共眠可以帶來愉悅的經驗。有些人在床上可以好好相處，但是有些人則是每晚上床都像是要打仗。有些人睡得安穩，不會翻來覆去；有些人則會出現如同太陽馬戲團（Cirque du Soleil）雜技演員般的行徑。有些人會獨占被單、有些人會打鼾、有些人會說夢話，有些人甚至會大聲尖叫。當你見到了某人入睡時的另一個自我時，你們兩人的關係就進入了全新的層次。

不用多說，彼此溝通和遵循本書的指引會讓你受益無窮。不過，睡姿本身有什麼作用呢？除非你有一張加州特大號尺寸（California king-size）的床，海星睡姿絕對是行不通的。

為了讓你輕鬆應付這個問題，下面的圖表提供了你一些可以嘗試的睡姿。只需每種都試試看，找出最適合你和另一伴的睡姿，以便讓你們兩人都可以一夜好眠。

最受歡迎的伴侶睡姿

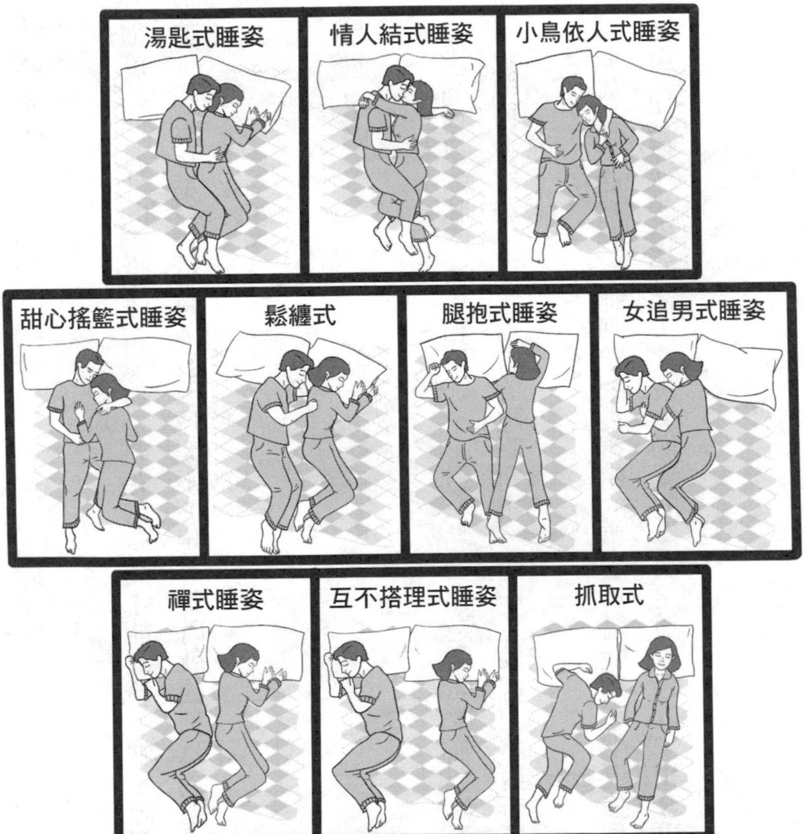
湯匙式睡姿
情人結式睡姿
小鳥依人式睡姿
甜心搖籃式睡姿
鬆纏式
腿抱式睡姿
女追男式睡姿
禪式睡姿
互不搭理式睡姿
抓取式

調整睡姿的活力祕訣 #1

我們的睡姿習慣就如同其他的習慣：習慣總是要花點時間才能改變。晚上睡覺時先採行理想的睡姿，如果在半夜醒來時，發現睡姿不理想，此時就要刻意調整成自己偏好的睡姿。

調整睡姿的活力祕訣 #2

請務必與另一伴溝通自己的睡眠需求和偏好——這一點實在是再怎麼強調也不為過。帶著意圖與情感與對方交談，了解對方的睡眠需求，也一定要盡力讓對方感到舒服自在。

沒有什麼是能夠與人在生活裡共享睡眠空間更親密的事了。這能夠產生更強烈的連結，但是也可能會造成無法想像的惱人情況。簡單的解決之道就是以愛和尊重來相互溝通。

調整睡姿的活力祕訣 #3

要是能力所及，務必購買不會排氣的無毒床墊，床墊要具有比業界標準還要高的彈性。在此再度重申，你會花約三分之一的人生睡在自己選擇的床墊上頭，因此一定要找張有益健康而不是破壞健康的床墊。請參閱額外資源手冊（網址：sleepsmarterbook.com/bonus）並善加利用。

第十六章

平息思緒

有句話說得很好：「我的床是個讓我會突然記起個人本分的神奇地方。」人們躺到床上後，就會想起生命中的人、事、時、地、物和其中種種歷程……而此時其實是他們應該要入睡的時候。如果這對你來說不陌生的話，那麼你就有了所謂的內心絮語的嚴重問題。不過，別擔心，這是有解決方法的。

重要的是要了解到儘管你的思緒很多，但是你並沒有「問題」。這是生而為人的一部分，事實上，人具有處理這麼多資訊的能力，不啻是莫大的恩賜。根據專家們的估計，每個人每天會有五萬多種想法；大多數想法都是隨機出現且為時短暫。然而，在資訊過度、壓力過大和高度敏感的今日世界中，想法可能多了一點。我們需要學習如何在必要時平息內心絮語，而這真的是很簡單的事。

我接下來要與讀者分享的不只是有助於改善睡眠的工具而已；這個強大的工具足以幫助你翻轉整個的生活。你之所以會出現喋喋不休的內心對話，那是白日的壓力和忙得不可開交的結果。隨著現在不斷撲向你的資訊，情況是更甚以往，所以有個慣常的方法來舒緩壓力是很重要的，而這個重要的方法就是冥想。

訓練你的腦袋

冥想不必太複雜，而且絕對不需要買單任何怪異的信仰；你不需要在地板上盤坐好幾個小時，不需要自此不刮鬍子，也不需要改名為某種象徵或水果，更不需要喝任何酷樂飲料（Kool-Aid）之類的鬼東西。

我喜歡把冥想稱為腦部訓練，可以簡單到像是安靜坐著專注呼吸，或者是在公園四周邊散步邊計算步數。只需遵循一些基本原則，你甚至可以把洗澡或洗衣服等日常活動轉化為一段愉悅的冥想之旅。

冥想宛如滋補劑；滋補劑是你每天都能使用的東西，持續使用會有愈來愈好的效果。冥想愈多，你在日常生活中就愈能鎮定自若且活在當下。

我所謂的愈多，指的是次數頻率，而不是有特定的時間長短要求。一旦找到了最適合自己的冥想方式之後，只要終日實踐，你幾乎可以立刻有一種鎮定自若和活在當下的感受。

我開始的頭三年是每天早上做三十分鐘到四十五分鐘的冥想。現在的我更常做的是「迷你冥想」（mini-meditations），通常不超過五分鐘，但是我感受到的專注和平靜，與我那些年冥想半小時以上的感受不相上下。怎麼會這樣呢？那是因為效應是日積月累的，我的腦袋和身體已經有了神經連結，只要一閉上雙眼專注呼吸，就能立即進入放鬆的狀態。

眾多研究都顯示了，冥想能夠促進「感覺良好」（feel-good）的激素和腦內啡、降低皮質醇等壓力激素，甚至會改善身體的發炎狀況。你現在可以買得到足以給你類似經驗的東西，只不過那可能要花上一大筆錢（你可能也會因此而被逮捕）。

冥想能夠改善生活，現在就讓我們來了解一下一些已經獲得證實的冥想功效。

表現

有一份刊載於期刊《腦研究公報》（*Brain Research Bulletin*）的研究中，研究人員發現接受了八週冥想訓練的人更能夠控制被稱為 α 節律（alpha rhythms）的特定腦波。

該論文的第一作者是美國麻省理工學院神經科學家克理斯多夫・摩爾博士（Christopher Moore, PhD）。他做了這樣的說明：「我們認為這樣的活動模式能夠讓人盡量不分心，減少讓人分散注意力的可能誘因。我們的數據顯示了冥想訓練讓人更專注，讓人在某種程度上得以更妥善調解外部事件的衝擊。」

你現在是否能夠更專注於自己的生活？比較不會分心是否對你會有所助益呢？

如果你跟大多數的人一樣，那麼專注對你來說一定是個大問題。能夠專注把事情搞定是整體成功的重要部分。冥想能夠實質改變大腦，讓你善用專注力，而這是其他事情辦不到的。這不是「哦，聽起來還不賴」而已，而是實際改變腦部發展和運作的方式。

經過八週的實驗之後，當接受冥想訓練的受試者被要求專注於特定的事物時，他們的α波規模（波幅）變化顯然大於對照組的受試者。基本上，他們的專注力比參與研究的初始階段更強更深。哈佛醫學院的研究人員也發現冥想會改變腦部結構，使得與注意力和感覺處理有關的腦區增厚。

關於冥想對工作績效、生產力、記憶和專注力有益影響的相關數據已經多到簡直荒謬的地步。千萬別因為不懂善加利用這個極富價值的資源，而錯失了這些好處。

健康

奧古斯塔大學的喬治亞醫學院（Medical College of Georgia in Augusta）的一份研究發現，冥想能夠降低血壓和減少心臟疾病與中風的風險。多數研究也顯示冥想能夠降低慢性疼痛和相關的發炎生物指標。

今日，超過百分之八十向醫師求診的病例都是與壓力有關的疾病。壓力是人們開始冥想的首要原因。不論是健康的個人，或者是罹患各種疾病的病患，無數研究都顯示冥想具有減壓的效果。冥想經證實會為你的大腦、身體和整體生活帶來好處。

睡眠

美國睡眠醫學學會出版的一份研究表示，冥想是治療失眠的有效手段。該研究顯示了病患進行兩個月的冥想之後，入睡耗時、總睡眠時間、總清醒時間、入睡後醒來的時間、睡眠效率、睡眠品質和憂鬱症狀都會有所改善。

該研究計畫主持人拉瑪德維·古理寧醫師（Ramadevi Gourineni, MD）指出：「此研究的結果顯示了，教導人在白天深度放鬆的技巧可以改善夜間睡眠。」

另外一個刊載於《醫學科學監測》（*Medical Science Monitor*）期刊的研究則發現，進階冥想者的褪黑激素基線濃度要比非冥想者來得高。

我們從中得到最重要的要點就是，與冥想有關的唯一副作用是提升的生活品質。相較之下，直接使用治療失眠的藥物連帶的後果是器官損傷、激素紊亂和嚴重的化學品依賴。當你可以先使用更好——而且更安全——的措施時，為什麼要選擇去應付那些潛在的不利影響呢？

乘波前行

我們都有四種不同最常發送的腦波頻率，以每秒鐘內的週波數來計量（Hz）。這四種腦波頻率各自有一組特質，展現了對應的腦部活動和一種獨特的意識狀態。以下是這四種腦波頻率的簡述：

β 波（14 至 30Hz）：這是正常清醒狀態的腦部節律，與思考、有意識的問題解決，以及對外界的注意力有關。你現在閱讀這段文字時，極可能就是處於一種「β狀態」。

α波（9至14Hz）：當你真的放鬆時，腦波就會從高度警覺的β波放慢為和緩的α波。「α狀態」是開始冥想的狀態，而這種腦波頻率會增強人的想像力、視覺化、記憶、學習和專注力。這是遁入潛意識的閘口，讓人得以重組思緒。

θ波（4至8Hz）：

四種主要的人類腦波狀態

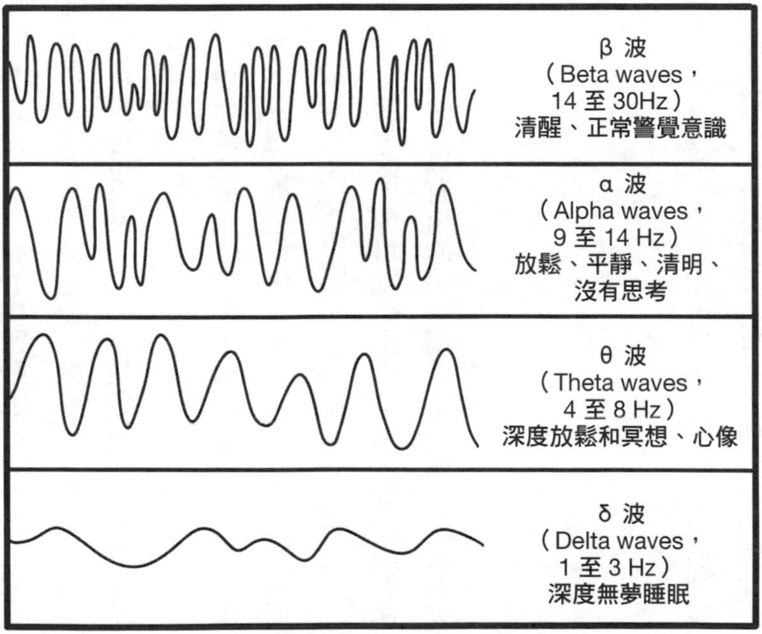

θ波出現的時間是當人處於深沉冥想和淺睡期間，包括了重要的快速動眼期的做夢狀態。這是潛意識的區間，只有當你從α狀態漸漸入睡，或是從深層睡眠（δ波）中醒來，這才會短暫出現。在這個狀態中，我們會更能接納超越正常意識覺知的洞見與資訊。有些專家指出θ波冥想會增強直覺和其他超感官知覺技巧。

δ波（1至3 Hz）：δ波是最緩慢的頻率，只在深層無夢睡眠時出現。這有時也會出現在相當有經驗的冥想者的腦中。「δ狀態」對人體的療癒過程極為重要。因為人體的大部分再生和療癒都是發生在這種腦波狀態，所以獲得充分的深層睡眠是人類生存的關鍵。

冥想之所以管用的原因之一就在於它能夠改變腦波。你可以有意識主動改變腦部的運作方式，而這麼做能帶來巨大的潛在好處。冥想之所以有用的另一個重要原因就是能夠立即改變我們的自律神經系統。

為勝利而呼吸

食物很重要，但是你可以幾個星期不吃。水很重要，但是你可以幾天不喝。我們卻只能夠缺氧幾分鐘，氧氣是健康和生存的最關鍵物質。呼吸是我們取得和處理氧氣的方式，但是大多數的人卻像是在跟有口臭的人說話一般，竟然不願意把氧氣全部吸入。

我們的呼吸往往又淺又短，幾乎沒有供給身體所需的氧氣。但是因為我們現在在談呼吸，所以你大概更意識到自己的呼吸，是不是呢？你大概深呼吸了一、兩口氣。讓人不解是……難道你以前沒有呼吸過嗎？當然是有的！只不過以前都是自動而不自覺地呼吸。

呼吸屬於自律神經系統的一部分，而自律神經系統大多不經意識而自動運作，調節心臟功能（也就是心跳）、消化、眼睛瞳孔的擴張和收縮，以及當然還有呼吸。我不知道你是怎麼想，但是我自己可不想要有意識地負責心臟的跳動和食物的消化。如果我們必須要那麼做的話，那將會是可怕的挑戰。不過，控制呼吸則是截然不同的一件事。

我們都有操控呼吸的自動運作系統，但是我們隨時都可以投入和掌有控制權。我們可以呼吸得更深、較淺、更快、更慢，或者是以上不同的變化方式。我們可以有意識地控制呼吸，但是為何會如此呢？就演化的角度來說，這對人類才是有利的，畢竟我們暫時的知覺並非總是會與事實一致。

像嬰兒一樣呼吸

自律神經系統是由下視丘（人體調節壓力的主腺體）所控制，而且是控制戰鬥或逃跑反應的主要機制。當人體啟動戰鬥或逃跑反應時，肌肉會緊繃、心率會增加、瞳孔會擴張、血流會收縮壓送到身體的許多部位、胃部和上腸道的消化會減緩或完全停止、呼吸則會變得又急又短。

不可思議的戰鬥或逃跑反應是一種生理反應，是當我們覺知到有傷害性的事件、攻擊、或對生存造成的威脅時所引發的一種回應。這是一個巨大的演化優勢，因為它會立即關閉對短期生存不甚重要的身體機制，並增強至關緊要的身體機制。我們因此就有了強化的能力去與食人獅戰鬥，或者是跑到山上尋求掩護。簡而言之，戰鬥或逃跑反應正好與放鬆和睡眠完全對立。

這裡的關鍵詞就是那些我們覺知到有傷害性的事件、攻擊，或對生存造成的威脅。你的知覺是你的事實，就算真相並非如此。你是否有過如此的經驗，在戶外走動時被嚇了一大跳，因為你以為看到了一條蛇，但是其實不過是根木條罷了？儘管根本沒有任何問題，但是你的戰鬥或逃跑反應卻已急速啟動。壓力激素激增，而這不過是對周遭環境的錯誤解讀。

相較於這樣的生理反應，心理反應其實會更加顯著。

擔心工作面試、可能被解雇、錯過班機、社群媒體的負評、遺失金錢或付不出帳單、自己關心的人的健康幸福、塞車、工作截止期限，還有無數其他的事情……即使這些事情壓根兒不會真的傷害我們，許多人還是會每天提心吊膽。所有這些帶來壓力的事情會讓我們擔心受怕，進而啟動了戰鬥或逃跑反應系統。只不過因為我們覺知到這些事情是威脅，戰鬥或逃跑反應系統就會開啟，而身體就會承受其影響。

基本上，現今的人們多半並不用擔心會吃人的獅子，但是往往會自我羅織出擔心的事物來填補騰出的空間。再說一次，如果我們沒有意識到這一點，那並不是我們的錯。不過，當我們了解了這一切之後，我們就有責任來做出改變。

我們已經演化到會狩獵，並且會留神任何潛在危險以策安全。如今數十億的人們現在都不需要狩獵覓食，我們最大的危險反而是要跟極度優柔寡斷的另一伴選擇到底要到哪一間餐廳吃飯，就像是電影《手札情緣》（*The Notebook*）的一幕情景——你：「你想要什麼？」他們：「事情真的沒有那麼簡單！」

既然已經明白我們的原始編程和舊習慣會挾持我們的腦袋，那就到了我們該拿回控制權的時候了。

要記得的重點是交感神經系統（即戰鬥或逃跑系統）是一種二元系統，意謂著它要不是開啟，不然就是關閉。它不可能只稍微開啟；要不是開啟了，不然就是完全關閉（只有程度上的不同）。當交感神經系統關閉時，相對開啟的就是副交感神經系統，正確說來就是所知的休息和消化系統。正如你可以影響交感神經系統是否開啟，你也可以啟動副交感神經系統，而呼吸正是其中的關鍵。

我們實際上對壓力的反應是淺呼吸，只是不自知而已。因為塞車在路上動彈不得或者是擔心未來的事情，我們或許會因此感到壓力、憤怒或焦慮，而沒有意識到自己的呼吸很淺。

幸運的是，我們可以介入控制呼吸系統來幫助身體回復其恆定性。毫無疑問，氧氣很重要，但是我們之所以需要深呼吸的部分原因是為了解毒和排出廢物，尤其是二氧化碳。

你有沒有想過減去的體重都到哪裡去了？研究發現有些體重是由水分排出，有些是透過熱氣，但是極大部分其實是透過呼吸而排除。西薩．米蘭（Cesar Millan）是位犬隻溝通師，但是我們所有的人事實上都是脂肪溝通師。

深呼吸具有強大的效力，但卻是種困難的狀態，因為我們必須重新學習該如何呼吸。我之所以會說是重新學習，那是因為我們曾經一度能夠完美地呼吸。如果你觀察過安靜祥和的嬰兒呼吸的話，你會發現他們的腹部在每次吸氣時會鼓起，每次吐氣時會凹陷。

每當我在活動現場請某位聽眾演示如何深呼吸時，他們吸氣時發生的第一件事就是肩膀會整個聳起。這相當有趣，我不知道為何他們會覺得肺和橫膈膜是在肩膀裡頭。

這是習慣性胸式呼吸的結果。你不過是填滿肺部的表面，而不是全然地鍛鍊肺部來讓裡頭充滿空氣。

為了重獲如同呼吸專家的呼吸能力，請嘗試以下動作：

- 以舒適的坐姿挺直坐好，臉朝前且肩膀放鬆。喜歡的話，你可以閉上雙眼，但這並非必要。
- 一隻手放在腹部，另一隻手放在大腿上。
- 現在要吸入第一口氣，你要想著就像是往容器注水一樣，要從底部往上讓腹部和肺部充滿空氣。
- 肩膀保持放鬆，用鼻子深呼吸，讓腹部充滿空氣，手心會感覺到腹部不斷擴張。讓肺部填滿空氣直到最頂端（同時肩膀要持續放鬆），接著止息留住充滿活力的空氣兩秒鐘。
- 現在用鼻子呼出空氣，要完全淨空腹部和肺部的空氣。你的手心可以感受到腹部凹陷。要把空氣全部吐出，好讓你有空間能夠再度吸入更美好的東西。完全吐氣之後止息兩秒鐘。

- 現在再次吸氣，就像是往容器注水一樣，從底部往上讓腹部和肺部充滿空氣。
- 重複做五回完整的深度吸氣和吐氣的步驟，觀察自己有什麼感覺。

這是極為有益的呼吸冥想，不妨再多做幾回，但是只需做幾次就足以立即改變生理機能。深呼吸真的是相當有效且重要的練習，因為你學習著要如何即刻指引身體的感受。你可以隨心所欲地打開副交感神經系統，甚至更能掌控自己的思緒。

俗語說，知力（mind）是風箏，呼吸是牽引的紘線。當你的呼吸遊走，你的知力就會跟隨作用。短淺的呼吸連結到的是壓力和焦慮，深沉規律的呼吸連結的是放鬆與控制。正因如此，人體的原始設計就是讓人擁有掌控呼吸的能力，不管周遭發生什麼事情，無論可能覺知到什麼威脅，人擁有採取何種回應方式的能力，只要決定了要取回權力，人就可以做得到。

深沉放鬆地呼吸，別忘了你擁有改變自身狀態的無窮力量。

滿腦子都在想什麼呢？

冥想的另一個寶貴方式就是靜觀冥想（mindfulness meditation），市面上有許多以此為主題的專書，但是我可以給予讀者簡要總結：安處在……當下的……狀態！

大多數的時間，我們的思緒都會匆匆奔向未來的想法，關於我們能夠做和應該去做的一切……或者是陷入對過去的思考，關於事情的經過或是重新來過的可能不同發展。我們的思緒卻鮮少會處於當下、停駐在自身的軀體去好好感知生命。

你可以藉由靜觀冥想回歸到自己的軀體，更專注於當下，不耗費時間在根本不存在的事物上。有句話說得好：過去是回憶、未來是夢境，而當下才是真正的恩賜。

進入和使用自己的感官是練習靜觀冥想的極佳方式。你是否曾經想過，為什麼我們的文化是如此沉迷於廚師和烹飪節目？當然，我們都愛吃東西，但是與我們真正產生連結的其實是廚師的個性。當頂尖廚師做著他們的拿手好菜，那對他們來說就像是一種深沉冥想。香料的味道、食物在架上燒烤得滋滋作響的聲音、被剁碎、切丁和切片的食材質地、試吃看看食物是否符合自己想要的味道（哦，就是這個味道！），以及將煮好的成品優雅地擺放在餐盤上的視覺呈現。

如果你全心投入其中，這真的是一種冥想經驗。那就是最佳廚師所做的事，而他們的個性也因此在整個過程中展露無遺。

你幾乎可以把一切的事物都轉化為充滿感官的靜觀冥想。靜觀真的就是要關照和專注於當下的事物。

走路時，你可以注意到腳下地面的感受，或者隨著步伐的節奏進行深呼吸。不管是吃東西時、與朋友聊天（不是只想著自己要說的事情，而是確實全心全意地聆聽對方）、沖澡或泡澡時、運動、做愛、打掃房子等等，不論何時你都可以投入且更專注當下。說真的，你做任何事情的時候都可以多冥想，你會因此改變腦部的運作方式並且促進身體的健康狀況，而且藉由增加副交感神經的特性，你等於是讓自己能夠夜夜好眠。

冥想確實能給予我們不可思議的專注力。這對睡眠有直接的影響，因為到了入睡的時刻，你應該要專注的真的就是睡覺這一件事。你可以把專注力放在想要的事情上面，而不是任由思緒漫無目的地遊走。冥想是幫助你放鬆的一種技巧、一個工具和一項必需品。因此，既然我們已經明白冥想的力量，也先嘗試了一小段的呼吸冥想和靜觀練習，這裡還要提供幾個祕訣，讓你得以充分利用冥想來改善睡眠和大腦，現在就開始吧。

黃金時段

冥想的最佳時段之一就是在接近α腦波與θ腦波出現的時候，這會是你清早一醒來的那一刻，或者是即將上床入睡之前。美國睡眠醫學學會的研究結果是，清晨冥想被證實對受試者的夜間睡眠會有所助益。你創造了一條讓自己放鬆意識的神經通路、抗拒壓力的緩衝區，以及安處當下的深刻感受，而這些都能讓自己在晚上睡得更好。

從明天早上就自己開始練習冥想（或者你是個努力精進的人，不妨就從現在開始吧！）。我們聽到的總是不健康的習慣，但這是你可以自我養成的一個健康習慣，這個習慣對你生活中的許多層面都會有助益。只需花上短短的五分鐘到十分鐘來展開一天的生活，長期下來就可以增進你的精力、專注力，並且讓你睡得更聰明。

如果你發現自己會太早醒來，可是又沒辦法再度入睡的話，此時只需躺在床上進行呼吸冥想，讓腦部進入「α狀態」和（或）「θ狀態」，模擬你通常會錯失的一些睡眠好處。

這是在你有需要時隨手可用的極佳資源。

這全是關於擁有我們用於日常生活中的工具和策略。冥想有助於恢復身心、補充睡眠和增進表現。倘若你還想知道一些其他的冥想技巧，我在額外資源手冊（網址：

sleepsmarterbook.com/bonus）提供了一些資訊，而以下的「活力祕訣」也可以幫助你在緊要關頭修復身心。

平息思緒的活力祕訣 #1

如果你決定在晚上冥想來幫助自己放鬆的話，試著在就寢之前冥想，而不是已經躺在床上要睡覺時才這麼做。再次重申，你想要跟床建立起的神經關聯是睡眠（和性，這是睡眠派對讓你性慾高漲的情況），就是這件事而已。你可以坐在床沿冥想幾分鐘，然後才上床好好地睡上一覺。

平息思緒的活力祕訣 #2

首次開始練習時，可使用引導式冥想來幫助自己適應這種方式。對於很容易胡思亂想的人來說，引導式冥想很有助益，因為如此一來，注意力就會照著指引完成練習。請嘗試額外資源手冊提供的引導式冥想。

平息思緒的活力祕訣＃3

當你躺在床上時，要是真的想要做點簡單的冥想／靜觀來助眠的話，方法如下：

- 仰躺並保持身心平和，若有需要的話，頭部可以枕著舒適的枕頭。
- 深呼吸，吸氣五秒鐘，止息五秒鐘，然後吐氣五秒鐘，再止息五秒鐘，如此連續進行三回。
- 現在把注意力轉移到呼吸，並將氧氣傳送到腳趾。想像空氣從鼻腔進入，然後移往腳趾，接著再回到鼻腔（呼吸計數如同上述）。
- 接下來關注雙足。從鼻子吸入空氣，讓空氣循環到腳趾，呼吸計數如同上述（吸氣五秒鐘，止息五秒鐘，然後吐氣五秒鐘，再止息五秒鐘）。
- 接下來把注意力依序轉向腳踝、小腿、膝蓋、大腿、一直往上到上半身，讓自己輕柔地進入夢鄉。你需要多練習幾次，找出對自己最有用的做法。只要願意，隨時都可以練習一回。

平息思緒的活力祕訣＃4

如果你發現自己一直會在半夜醒來，這大概有幾個可能的原因。最明顯的罪魁禍首就是不正常的激素週期。我們在前幾章已經談過，透過聰明地攝取營養、運動和遵循本書所提供的祕訣來優化激素，正是讓激素回復正常週期的關鍵。另外的問題可能是沒有察覺罹患睡眠呼吸中止症，或是尚未治癒這個病症。這會像是有個極度虛弱的人在掐著你——雖然不至於會公然傷害你，但卻足以擾亂你而讓你醒來。對此的關鍵就是要減重，但是你或許想先找醫師診斷來找出病因。

還有其他必須考量的幾個問題，包括低血糖（見第十三章的討論）、胃腸道問題（見第七章的討論），以及（嚴重的）心理壓力。今日的我們生活周遭有著許多壓力源，這對任何人來說都是難以招架的。聰明地練習冥想，並且設法解決自己一直在拖延的事情，這可能是讓你大大卸下壓力負荷的關鍵。

心理壓力通常是來自於我們知道自己「該做」或放不下的事物，或許是改善一段非常渴望的關係，或者是彼此都該放手，或許是學習一項必要的新工作技能，或者是告別一個不適合的工作。不管是什麼，如果對你真的很重要，該怎麼處理就怎麼處理，事不宜遲。你並不需要趕在一天之內完成，但是要許下承諾，至少每一天都要朝著既定的方向邁出一小步。就這麼一丁點的堅持即可為你的心理健康帶來意想不到的作用。如果是要建立更好的關係，你肯定要下功夫研究。如果是要改善財務狀況，你肯定要下功夫研究。如果是要增進健康與幸福，你肯定也要下功夫研究。每天讀一點書、聆聽有聲書或Podcasts，或者是定期參加聚會和活動，藉此持續取得進展，耕耘出自己真正想要的生活。心滿意足而不再情緒失控，可能沒有像你想像中地那麼遙不可及。

平息思緒的活力祕訣 #5

我們的睡眠會不時中斷的原因不少，但是最重要的事就是不要太過緊張。使用睡得更聰明的策略來累積對自己有利的條件，不但有助於大幅改善你確實獲得的睡眠品質，也會讓你擁有更優質持續的睡眠。當然，我們要確認你沒有長期處於睡眠剝奪的狀態，而不時擔心自己是否睡眠充足，還因此而壓力過大，那對任何人都是無濟於事的。

如果你的睡眠中斷了，冥想和放鬆技巧正好可以派上用場。如果你可以就只是躺在床上，保持放鬆，正向思考（甚至為了自己還活在世上而微笑歡喜！），然後繼續這樣躺在床上就好。然而，倘若你仍在摸索要如何改善自己，察覺自己心情焦躁、沮喪，那就務必要起床寫寫日記或看點書（要使用我們在前幾章提過的正確照明來保持皮質醇的低濃度）。不需要對睡眠環境產生負面的神經關聯，你可能會在閱讀的過程中又想睡了而進入夢鄉。有些證據甚至顯示分段睡眠是人類演化的一部分。基本上，分段睡眠是在入夜不久就先上床睡三到四小時，醒來一或兩小時之後，再回到床上睡三到四個小時直到隔天早上。這對大多數人來說或許不是理想狀況，但是至少可以讓你放下心來，知道自己並沒有什麼大問題。

平息思緒的活力祕訣 #6

冥想還有其他比較「活潑」的形式可供選擇，不必坐在原地不動，但是也能得到許多相同的好處。《健康心理學期刊》（*Journal of Health Psychology*）刊載的一份研究就顯示了每天做氣功，只需一個月的時間，就足以增進睡眠時間和心理健康的其他層面。氣功是超過四千年歷史的冥想和能量訓練的形式，涉及了呼吸控制和動作健身。氣功現在已經快速受到廣泛喜愛，愈來愈多研究都在提倡它的益處。

另外《國際神經科學期刊》（*International Journal of Neuroscience*）的研究也發現，練習氣功六個星期就可以改善帕金森氏症（Parkinson's disease）病患的睡眠品質和行走能力，其益處實在是族繁不及備載。你也可以參考額外資源手冊中我最喜愛的氣功練習。

太極拳通常被描述為「動態冥想」，也是值得參考的另一種很棒的健身方式。根據加州大學洛杉磯分校進行的研究發現，相較於對照組，一百一十二名有著中度睡眠問題較年長的健康成人持續練習太極拳十六週之後，無論是睡眠品質或是睡眠長度都明顯提升了。因此，不論是呼吸冥想、引導式冥想或者是這些以動作為主的冥想，都要親身體驗才能找出最適合自己的方式。好處驚人，而且每天只需要花幾分鐘的時間即可受益。

第十七章

使用聰明的補充品

許多人會尋求補充品來幫助自己入睡，但是使用之前有一些重要注意事項。理想的情況是，你首先需要處理實際造成睡眠問題的生活方式的狀況。如果你直接就服用藥物或補充品，那不過是治標不治本，並會提高依賴某種東西的風險，長期下來可能對自己有害。

正因如此，請先關注本書有關生活方式的部分。接下來，如果願意的話，你也可以謹慎地添增某種天然的助眠品。以下是我要與讀者分享四種比較溫和適中的助眠品。讓我們就從最經得起時間考驗的助眠品談起：

洋甘菊（Chamomile）：好幾千年以來，人們使用這個草本植物來治療皮膚病、心血管疾病和發炎等一切問題。眾多研究現在都在驗證這種古老植物的真實功效，例如，《分子醫學報告期刊》（*Molecular Medicine Reports*）的一份重點研究顯示洋甘菊所含的類黃酮

（flavonoids）有顯著的抗炎特性，能夠誘發環氧化酶 -2 酶（COX-2 enzyme）的活性來減輕身體疼痛。該研究也主張洋甘菊可以作為溫和鎮靜劑和睡眠誘導劑。

鎮靜效果主要是來自於名為芹菜素（apigenin）一種獨特的類黃酮化合物。這種化合物在洋甘菊茶中含量很高，它會與腦部某種 γ- 氨基丁酸（以下簡稱 GABA）受體結合，自然地鎮定神經系統活動。這也表示了因為這是能在食物和藥草中發現的天然化合物，因此往往會有額外的健康益處，而不會伴隨一大堆潛在的不良副作用。芹菜素也被發現是一種極為強大的抗癌化合物。《國際腫瘤學期刊》（*International Journal of Oncology*）和《藥學研究期刊》（*Pharmaceutical Research*）所刊載的研究發現芹菜素能夠抑制各式的癌症（包括了乳癌、消化道癌、皮膚癌和前列腺癌），與非癌細胞相較，其對癌細胞具有高選擇性。

洋甘菊從古至今一直被用作助眠物，而現代的檢驗方法都在驗證它在這方面和其他有益健康的功效。根據研究顯示的結果，洋甘菊有助於鎮定神經系統、放鬆肌肉，以及讓人在需要時可以一夜好眠。洋甘菊茶是極佳的睡前茶飲。就只要使用一包有機洋甘菊預包茶包沖泡出一杯標準容量的茶飲，即可享用。

卡瓦胡椒（Kava kava）：這實際上是美麗的斐濟島（Fiji）的國民飲品。卡瓦胡椒具有廣為人知的鎮靜特性，一般會用來治療失眠和倦怠。《人類精神藥理學》（*Human*

Psychopharmacology）於二〇〇四年刊載的一份研究也發現到，三百毫克的卡瓦胡椒就可能足以改善情緒和認知表現，而其他幾項研究也顯示了它對減輕焦慮的徵兆和病徵（這絕對是讓人無法入眠的狀態）也有療效。

針對卡瓦胡椒所做出的與睡眠相關最重要數據也表明了，這種植物有助於改善睡眠品質和縮短入睡所需的時間。準備一杯卡瓦胡椒茶可以作為令人放鬆的晚間儀式的一環。

纈草（Valerian）：在我推薦的三種草本植物中，這種傳統草本植物的功效最強，可以作為緩和的鎮靜劑，用來治療難以入眠的個人，也有助於睡眠不中斷。纈草根可當藥用，並可壓出新鮮汁液或凍乾製成粉末。

想喝杯纈草茶時，可以使用預包茶包，或者是用一杯沸水沖泡一小匙（二到三公克）的乾草根，浸泡五分鐘到十分鐘，濾出茶液之後即可享用。前文提到的兩種藥草以及纈草，現在也都有做成酊劑和乾粉的補充膠囊。

5－羥色氨酸（5-HTP）、GABA和色胺酸（L-tryptophan，又稱左旋色胺酸）：我之所以把這三種東西放在一起談，是因為它們都不是跟前文提及的三種助眠品一樣的天然草本製劑，因而並非理想的選項。這些是單離化學藥品，若能密切監督和謹慎使用的話，還是可以有所助益。

5－羥色氨酸是一種血清素的神經遞質前驅物質。讀者從前幾章的討論已經知道，人體中的血清素會轉化成褪黑激素（得到良好睡眠的激素）。根據美國馬里蘭大學醫學中心（University of Maryland Medical Center）彙編的一份研究，與服用安慰劑的人相較，服用5－羥色氨酸的人會比較快入睡且睡得比較深沉。研究人員建議每晚服用兩百毫克到四百毫克來刺激血清素的分泌，但是可能要六週到十二週才能完全見效。

GABA是中樞神經系統一種重要的神經遞質。事實上，這是腦部主要抑制性神經遞質，因而會阻止興奮性腦部化學物質的活動。有些人非常相信GABA的鎮靜效果能夠紓解壓力。如果你對GABA有興趣的話，最好是先從晚上使用五百毫克開始。此外，可以考慮研究一下GABA的前驅物質匹卡米隆（picamilon）和菲尼布特（phenibut）。

色胺酸事實上是5－羥色氨酸的前驅物質。雖然你無法從食物中取得5－羥色氨酸，但是有幾種食物富含色胺酸，如火雞肉、雞肉、南瓜、葵花籽、甘藍葉菜和海菜。儘管這些食物可以是健康飲食的一部分，但是裡頭只含有微量的色胺酸，因而效果可能不會符合你的期望。色胺酸是非處方補充品，可以作為飲食之外的補充色胺酸。服用的理想時間是在就寢前的九十分鐘。

這些補充品就像其他補充物一樣，對每個人的影響都不相同。某種補充品可能為某人帶來奇蹟，幫助他重建睡眠週期，但是對另外一個人卻可能是開始不斷出現瘋狂夢境，甚至在早上變得更昏昏沉沉。重點：某個東西是否有效果皆因人而異。不管是食物、補充品，甚至連運動健身都是如此。你必須做些嘗試，以便找出對自己來說是最聰明、最安全和最有效的長期選擇。

褪黑激素的誤區

你會注意到我在前面的討論並沒有涵蓋褪黑激素。隨著當今社會出現的一切睡眠問題，褪黑激素成了近來相當受歡迎的補充品。許多專家都同意褪黑激素對有些人的效果極好，不過，必須了解的重點是你所服用的褪黑激素是真正的激素。因此，就像是使用睪固酮或雌激素等其他激素療法，服用褪黑激素伴隨的副作用和潛在問題更是不容小覷。

補充褪黑激素的主要問題之一，就是可能會弱化身體本身利用褪黑激素的本能。《生物節律期刊》（*Journal of Biological Rhythms*）刊載的一份研究發現，服用褪黑激素的時間錯誤或者是服用大量的褪黑激素，都會降低褪黑激素受體的敏感度。基本上，身體還可能會開始暫停自身使用褪黑激素的能力。

許多長期使用褪黑激素的人都注意到，他們服用了一段時間之後就不得不增加劑量。此外，根據世界睡眠醫學協會認證的睡眠專家邁克．J．布勞斯博士指出，他們的睡眠品質也不必然會變得更好。關於褪黑激素，他說道：「要記住它是一種激素，不是維生素。」正因如此，除非你甘願冒著對褪黑激素產生依賴或身體喪失使用褪黑激素的本能的風險，我會建議不要這麼做，或者至少要先嘗試其他方式。

服用褪黑激素的前驅物質可能會安全一些，但是一樣的道理，請謹慎注意：使用調節睡眠補充品的最適合情況，是在短時間內建立正常的睡眠模式，或是因為旅行經歷時區變化，或日光節約時間的調整而重建正常的睡眠模式。

優先採用安全、聰明和自然的方式，接下來才納入補充品來「補充」你已經在做的一切好事。

補充品的活力祕訣#1

在此要再次強調，請先嘗試本書建議的其他策略，最後不得已才考慮使用補充品。在大自然之中，無論何處，你都看不到像這類補充品的化合物。它們一般來說只經過幾十年的試驗（如果有的話），對比之下，人類已經在這個星球上經歷了千秋萬代。請思考一下。你的身體有著古老且充滿無限智慧的設計，現在卻闖入了上星期才從科學實驗室單離出的化學物品，且可能不會照計畫產生預期的結果。在補劑和藥物方面，有些聰明的科學家和創新者確實取得了足以拯救生命的進展，但是千萬不要把製成膠囊的產品誤認為是真食物。

補充品的活力祕訣＃2

找出適合自己的劑量。對於特定的人來說，有些公司建議的產品劑量通常會太低或太高。例如，如果想要服用褪黑激素（儘管並不建議這麼做），男性開始服用的理想劑量是一百五十微克，女性則是一百微克。然而，你會發現有些褪黑激素補充品的一般劑量會高達三千微克！包括了身高、體重、腸道健康程度、壓力程度、發炎狀況和其他許多因素，這些通通都與你的最佳補充品劑量有關。除非你百分百確定知道自己在做什麼，我能給的最佳建議就是要從低劑量開始服用，再逐步增加劑量。

補充品的活力祕訣 #3

請勿混用助眠品和酒精。混用這兩種東西，你可能會讓肌肉過度放鬆、會停止呼吸，並且醒來後會感覺自己就像是電影《靈異第六感》（*The Sixth Sense*）中的布魯斯·威利（Bruce Willis）一樣。（劇透警告：他根本不知道自己已經死了。）真的是這樣，和酒精一起服用任何助眠品（不管是藥物或補充品）真的是很糟糕的主意。放聰明點且安全第一，千萬不要讓自己變成了說著「我看見鬼了」的小孩的談話對象。

第十八章

當個早起的人

我們在第二章已經用了很大的篇幅談論陽光促進睡眠的益處，這裡則是要進一步指出，這不光是陽光而已，而是每天在早上醒來就已經設定好了一夜好眠的模式。

精神科醫師和心理治療師崔西．馬克斯（Tracey Marks, MD）說道：「早睡早起會讓身體時鐘與地球的自然晝夜節律同步進行，這比太陽升起時才要入睡更能讓人恢復元氣。」

或許完全出乎人意料之外，早起竟然可以讓人在晚上睡得更好，但是這其實要回歸到一個事實，即是人類有某種睡眠和清醒的模式，但是在過去不到一百年的時間，我們就找到了凌駕其上的方式。人類在不久前歷史中的一段時期仍是被捕食的對象，如果在夜間四處翻找的話，那可是會陷入極大的險境。

人們經常忘記自己並非是夜行性生物，讓我在此列舉一點證據來提醒你：

- 我們在黑暗中的視力糟透了。像是獅子等野生掠食者的眼睛都有更多的視桿細胞，使得牠們可以在夜間看得更清楚。你看不見牠們，但是牠們能夠看到你，而這就等於是你受邀一同晚餐（但不是以客人的身分）。
- 我們也沒有非常靈敏的嗅覺。是的，在健身房裡，我們可以聞到身旁經過的女士擦了太多香水的味道（到底她是想要掩蓋什麼呢？），但是如負鼠（opossum）等夜行性動物可以在一哩外就聞到麻煩的味道。
- 我們的聽覺不足以讓我們能夠通行於黑夜之中，但是幾百呎外的細微聲音就能夠讓灰狐豎起耳朵，儘管牠們不像其他夜行性動物一樣看得那麼清楚，可是敏銳的聽覺讓牠們能夠在夜間狩獵和躲避危險。

人類擁有在白晝期間特別突出的驚人官能，讓我們得以看到生動的色彩，並且能與其他感官完美融合來了解身邊的環境，而這是其他生物做不到的。

燈泡的發明幫助人類點亮世界，使得我們能夠創新、成長和打造出更好的社群。然而，人工照明的使用卻演變成一種癮頭，只見我們的睡眠時數和健康每下愈況直至歷來的最低點。說真的，要是我們失去了健康而無法享受創新的話，創新又能為我們帶來什麼好處呢？

你可能會這麼想：「哦，我們反正不再身處荒野，已經到了馬拉松似地整晚觀看 Netflix 節目的時候了。哦呵！」固然我們不再身處於荒野之中，而且現代的便利設施確實讓生活變得美好舒適。然而，同樣也是事實的就是我們的基因並沒有什麼改變，與更接近大自然生活的祖先相去不遠。遺傳適應（genetic adaptations）可是要花上好幾千年的事。除非你是系列電影《暮光之城》（*Twilight*）裡的人物，否則的話，你是活不了那麼久的。

人類和其他生物都演化到適應了可預測的晝夜模式，且這些模式建立了我們生命中每一天的生理時鐘和激素週期。當人工照明進入我們的生活之後，白晝的長短確實隨之改變。我們先前討論過，結果就是個人的平均睡眠品質急遽下滑，當每晚的睡眠和清醒的時間不斷變動，生理時鐘就被打亂了。

缺乏一致性可能就是最大的問題之一。不規律的睡眠時間使得大腦無法習慣於某種模式，造成了一種永久處於時差的狀態。不只是你如何入睡而已，還涉及了你是何時入睡，如此才有助於打造出最佳版本的自己。在當今世界，建立一份聰明的睡眠時程是至關重要的，而這就要從早起這件事開始做起。

早起的鳥兒有蟲吃

美國北德州大學於二〇〇八年的研究發現，認同自己是早起者的學生獲得的成績明顯優異許多。事實上，該研究中早起學生的 GPA（學業成績平均積點）是 3.5，而夜貓子學生的 GPA 則是 2.5，兩組整整差了一個積點。早起顯然不是獲得好成績的唯一因素，但是兩者之間的相關性絕對值得注意。比較高的 GPA，意謂著會有比較好的就業機會，以及比較傑出的整體表現。

談到就業機會，刊載於《應用社會心理學期刊》（*Journal of Applied Social Psychology*）的一份研究顯示，晨型人（morning person）比夜貓子更為主動積極，因而往往在商業上會有很好的表現。該研究接著指出晨型人也更能夠預測問題，並且更有效地把問題降到最小。尤其在一切都瞬息萬變的今日商業活動中，這是個用小力量創造大利多的一大優勢。

就此而言，這並不是說認同自己是晨型人的人是比較好的人，或者什麼事都做得更好。其他研究則表示夜貓子往往比晨型人來得更聰明和更有創造力，也更懂得幽默，而且在某些情況下會更為外向。根據《哈佛商業評論》（*Harvard Business Review*），嚴重的問題是夜貓子與一般公司的時刻表無法同步，就因為他們的時間對不上，以至於他們更常與重要機會失之交臂。

因此，不管你認為自己是晨型人或夜貓子，你都可以活出精彩無比的人生。我不過是想要你能夠擁有最大的優勢，使得健康達標來打造出自己夢寐以求的生活。這就不得不談實際狀況，即是當你尊重身體的自然激素時鐘之後，健康就會大幅改善。人類天生就該是白天起床做事和晚上上床睡覺休息。當個夜貓子是個新的概念，反正你也不是一隻真的在夜間出沒的貓頭鷹。

不是個晨型人？

有些人就喜歡一大早起床後善用白天的時光，早在其他人都還沒有起床之前，就成就了許多事，那可是一種讓人信心滿滿的感受。根據各種研究的結論，晨型人往往展現出了樂觀、滿足和勤勉盡責等人格特質。早上八點就開始朝著工作目標努力，這件事本身就會讓你更為樂觀，就算到了下午四點時，你可能遇到了會讓你偏離正軌的幾個小問題也不打緊。

再次重申，當個夜貓子是個新的概念，而這只有在近來的人類歷史才可能出現。不管你是否接受，這是會影響健康和人生結果的一種習得行為。

如果你堅信自己是個夜貓子而想要徹底改變，好讓自己的晝夜節律、激素和事情的輕重緩急有條不紊的話，有一些簡單的步驟可以幫你達成。

李奧．巴伯塔（Leo Babauta）是廣受歡迎的網站「禪境習慣」（Zen Habits）的部落客，他建議要循序漸進地改變自己的睡眠時程。倘若你正常的起床時間是早上八點，與其突然決定要在早上六點起床，不如把醒來的時間逐日提早十五分鐘，慢慢提前到你的目標時間。

這是較為從容的做法。在大多數的情況下，每當人們決定要早起，他們往往讓睡眠週期陷入一種受到震驚的狀態，反而讓自己變得更累且更加惱怒，還會在早起和更多的痛苦之間建立起神經關聯。這會讓他們不到幾天的時間就耗盡意志力，都還沒有意識到就又回復成老習慣。

如果你的目標是要在早上六點醒來，而你現在的起床時間是早上八點，先把鬧鐘設在七點四十五分就好。如此進行幾天，接著調到早上七點半，然後早上七點十五分，以此類推。這會讓身體以比較健康和可持續的方式去適應新的時程。

我們又該如何抑制按下鬧鐘的貪睡按鈕衝動而違背要起床的承諾？

李奧．巴伯塔對此提出三個建議，而我必須說是三個很棒的建議：

1. 感到興奮。前一晚就思考一下，你會想在早上做的一件讓自己很興奮的事情。你想做的事可以是寫作、練習一套新的瑜伽動作或冥想，也可以是你想要閱讀的東西，或者是你滿心期待的一個工作計畫。當你在早上醒來，一想到那件讓你興奮的事情，將是激勵你起床的動力。

2. 跳下床。是的，跳下床，而且要興高采烈。跳下床後張開雙臂彷彿在宣告著：「太好了，我還活著！我已經準備好要張開雙手、帶著執著如瘋子般的熱情來迎接這一天。」說真的，這一招真的管用。

3. 把鬧鐘放在房間的另一頭。如果鬧鐘就在身旁，你只會按下貪睡鈕。把鬧鐘擺在房間的另一頭，這麼一來你就必須要起床（或跳下床）才能把它關掉。關掉鬧鐘之後，養成習慣直接去浴室小便。尿完後，你很可能就不會想回床上睡覺。此刻，想一下讓你很興奮要去做的事情。如果你不是跳下床的話，至少要伸展雙臂向每一天問好。

我們在第十二章已經討論過，把鬧鐘放在房間的另一頭，這也是減少自己的電磁場接觸量的方法。來自電子裝置的電磁場會打亂身體細胞之間的溝通，如果電子裝置就插電放在你的身旁，電磁場顯然會比較強烈。在靠近電子裝置的情況下入睡，這是很不明智的做法，因此千萬別這麼做。

想要抑制睡回籠覺的衝動，並且精神抖擻地準備迎向每一天，我還有一個額外的建議：喚醒你的感官。

起床後，讓某個美好的東西刺激自己的感官。慣常的做法就是煮杯咖啡或茶來喝。氣味、味道和觸覺都會喚醒你的感官。

我強烈建議早上該做的第一件事就是要喝一大杯或兩大杯的水。我把這稱為是來場「內浴」（inner bath），這可以補充身體在睡覺期間流失的水分，有助於清除體內的代謝廢物，並且給予感官刺激來喚醒身體。你也可以固定泡個澡或沖個澡來產生動力，或者是播放一些好聽的音樂和拉開窗簾讓自然光灑落，藉此使用到更多的感官。有這麼多事物都可以在你沉浸其中時自動喚醒身心。請嘗試一下這些事情，好讓自己充滿動力展開一天的生活。

透過早起，你可以開始幫助身體的內分泌系統與地球的晝夜模式連結起來。在旭日東升時起床，這在一開始的時候可能很困難，但是不出幾個星期，身體就會適應這樣的模式，而且醒來之後，你會感到更加精力充沛且精神煥發。你可以藉由早起和皮質醇的自然分泌來打破夜晚「累到睡不著」的舊模式，然後開始早點就寢，善用自然分泌的褪黑激素。我兒子最愛的一本經典巨作《小熊維尼》（*Winnie-the-Pooh*）裡有這麼一句話：「早睡早起也會讓小熊快樂又健康。」

早起的活力祕訣 #1

每天晚上在相同時間的三十分鐘之內就寢，每天早上要在同一時間起床。當代世界中，許多人會在不需要上班的日子試著「補」眠而在白天昏睡。以這樣的方式打斷睡眠時程，你通常會發現在休假期間反而會比自己想得還要累，等到星期一來臨的時候，就會很害怕要起床上班。請記得，固定的睡眠時程對你的健康至關重要。

試著不要因為隔天不用上班而太晚就寢。確實在晚上睡覺並在白天起床，這麼一來你就可以利用那一天來做自己想做的事。我向你保證 Netflix 在白天仍是照常運作，所以你可以在白天來場迷你馬拉松的觀賞活動，卻不會有熬夜觀賞所要承受的副作用。請維持身體渴望的睡眠模式，但是這並不表示你要在每晚十點零二分的時候準時就寢，但盡量在理想就寢時間的三十分鐘之內入睡即可。

早起的活力祕訣 #2

李奧．巴伯塔提出循序漸進的方法在睡個好覺這一方面也很管用：早點睡就可獲得更多「財富時間」睡眠。誠如我們在第六章的討論，你甚至可以獲得更多激素好處、酶促修復和活性，以及整體身心回春的作用，而這就是要早點就寢，取得晚上十點到凌晨兩點的睡眠財富。

如果你習慣熬夜到凌晨一點，突然決定要在一夕之間提早兩小時就寢，反而到頭來會讓你很難調整。正因如此，請使用循序漸進的方法，也就是所謂的推進體內時鐘，逐步提早就寢時間，慢慢達到目標。如果目前的就寢時間是凌晨一點，但是你的目標是晚上十一點，只需每隔幾天提早十五分鐘，慢慢調整到你內心渴望的時間。當然，你可以採用長痛不如短痛的方法，立即就開始早睡早起，但是這種非常從容的做法反而會快上許多，不僅能讓你達到目標，也能享受睡得愈來愈好的過程。

第十九章

使用有效的身體療法

針對慢性疼痛患者，《國際神經科學期刊》刊載的一份研究發現，實驗對象接受了按摩療法之後，不只減輕了長久不癒的疼痛，也提升了睡眠品質和體內血清素濃度。

所有人都知道按摩讓人通體舒暢，但是許多人都低估了按摩可以讓人一夜好眠的強大功效。按摩就像是一把祕密鑰匙，可以開啟交感（主司戰鬥或逃跑）神經系統，並啟動副交感（負責休息和消化）神經系統，再加上對於血清素分泌、催產素和降低皮質醇濃度等臨床證實的好處，這就難怪按摩對於助人進入夢鄉是如此有用。

當你享受了很棒的按摩之後，感覺如何呢？大概不會像是剛跑完了五公里路程或是打掃完屋子的感覺；很可能是覺得什麼也沒做，就只是放鬆而已。一切都顯得平靜、從容而祥和。你通常覺得很煩的事情不再煩了；你的忍耐力增加了；你的臉上可能微微泛起了小丑般的笑意看著其他人而心想：「幹嘛這麼嚴肅啊？」

即便人們知道按摩是舒緩壓力的良方，但是發現按摩居然有其他好處時，我們仍不免深感震驚。

以下是按摩的一些顯著好處：

- 控制血壓在正常值
- 減少發炎細胞激素（inflammatory cytokines）
- 減輕疼痛
- 提高活動力
- 改善焦慮和憂鬱的症狀
- 減輕偏頭痛和頭痛
- 促進消化和排泄
- 減少壓力激素
- 增進免疫系統的功能

讀者閱讀到免疫系統健康的重要性時大概就猜想得到，免疫和按摩的關聯格外重要。

馬克・海曼・拉帕波特教授（Mark Hyman Rapaport, MD）是美國亞特蘭大的埃默里大學醫學院（Emory University School of Medicine in Atlanta）精神病學暨行為科學系前系主任，他所主持的一項研究指出，每週按摩一次且連續五週，這對神經內分泌和免疫系統有極大好處。該研究得出的一些結果包括：淋巴細胞（即協助控制免疫系統的白血球）的數目增加、皮質醇濃度降低、精胺酸血管加壓素（arginine vasopressin，一種據信與攻擊行為有關的激素）變少，以及發炎細胞激素減少。

這讓人不禁想問，既然按摩可以帶來這麼多好處，為什麼知道善加利用的人沒有愈來愈多呢？

按摩史

按摩有著可以回溯至五千多年前的豐富悠久歷史。在中國、埃及、印度、日本、羅馬和希臘等許多古文明中，我們都發現了按摩療法的考古證據。從古至今，按摩一直是人們慣用的有效治療工具。常被人稱為現代醫學之父的希臘醫者希波克拉底曾說道：「行醫的人必須有多方面的經驗，而按摩是肯定要精通的技藝。」

隨著時間流逝，進入二十世紀之後，醫院的護理師依舊會使用按摩來幫助病患減輕疼痛和入眠。然而，大約在一九七〇年代，隨著效力更強大的止痛藥和鎮定劑問世，按摩很快就不再受到醫療專業的青睞。

即便如此，按摩領域依舊獨自發展成為一種療法，尤其是用於運動界。針對按摩其他健康益處的價值，一直到最近幾年才出現了良好研究，而此同時出現了對按摩需求開始高漲的大眾文化。我敢打包票，你應該有注意到鎮上開了一大堆按摩店，對吧？

目前大約有百分之十的美國人至少會半持續性地使用按摩療法。按摩療法之所以會愈來愈受歡迎，其中有個重要原因就是使用者從中經驗到了壓力紓解和睡眠改善的好處（很多人甚至還沒有離開按摩床就緩緩進入了夢鄉）。

一項偵測腦部活動的研究發現，按摩實際上會增加腦部 δ 波。我們在第十六章已經了解到，δ 波與完全放鬆和深層修復睡眠有關。這也是身體療法不該只是偶爾為之的生活享受的另一個原因，而是應該要真的成為生活必要的環節。

你適合哪一種身體療法呢？

許多最新的研究都是使用瑞典式按摩，這種按摩手法會以輕重的不一力道，順著血液回流心臟的方向，長距離地推撫按揉肌肉。引導身體和睡眠進入深具意義的全新領域的按摩類型中，瑞典式按摩只是其中一種很棒的方式而已。以下列出的一些不同形式的按摩和身體療法，經證實都能給予本書所談論的健康益處。

- 穴位按壓（Acupressure）
- 阿育吠陀按摩（Ayurvedic massage）
- 顱薦椎療法（Craniosacral therapy）
- 夏威夷按摩（Lomi lomi）
- 肌筋膜放鬆（Myofascial release）
- 反射療法（Reflexology）
- 浪越指壓（Shiatsu）
- 運動按摩（Sports massage）
- 石按摩（Stone massage）
- 泰式按摩（Thai massage）
- 水中按摩（Watsu）

讀者應該注意到了，這些按摩形式有許多都需要有人協助才能進行，而這通常是我們想到按摩時會閃過腦海的念頭。不過，其實有不少只靠自己和自己的身體（你會希望它永遠與你同在）就能做的身體療法和自我按摩，還可以加上一些很酷的小技巧來獲得最佳效果。

穴位按壓就是一種可以跟按摩治療師一起完成或是自己進行的奇妙按摩方式。義大利蒙札的聖杰拉多醫院（San Gerardo Hospital in Monza）放射腫瘤科主持的一項綜合研究發現，經過至少兩週的穴位按壓療程之後，百分之六十睡眠障礙病患的睡眠品質都獲得了改善。更令人印象深刻的是，參與研究的癌症病患有百分之七十九在睡眠品質上都提升了。這其中到底是什麼原理呢？

穴位按壓（英文為Acupressure，是由acupuncture〔針灸〕和pressure〔壓力〕二字組合而成）是一種已經使用了兩千多年的療法。按研究人員的說法，人體有特定部位是神經傳送信號給體內其他涉及的器官和腺體的地方。基本上，穴位按壓是把信號傳給人體（使用針或其他方式）的一種手段，以便「啟動」體內自我療癒或調節的機制。這真的一點也不難理解。我們都知道人體的每一個細胞都是由發號司令的大腦所管理，所有細胞、組織和器官都可以收發來自這條體內高速公路傳輸的資料。

該研究所使用的穴位是神門（國際代碼HT7），位置就在手掌下方靠近手腕邊緣之處。還有一個針對失眠病患的雙盲且有安慰劑對照組的研究，發現持續在研究期間按摩神門穴，病患尿液中的褪黑激素代謝物會增加而回到正常濃度。基本上，研究人員從受試者的排尿就可以看出褪黑激素正在體內發揮作用。

我們已經有大量針對許多人體穴位的深入研究。想要進一步了解的話，不錯的做法就是與經過專門訓練的按摩治療師一起實作並且自己鑽研。其他值得嘗試的穴位按壓療法是情緒釋放技巧（Emotional Freedom Technique, EFT）和傳統針灸。

滾壓身體

夜晚就寢之前正是絕佳時

與促進睡眠品質有關的神門穴位（HT 7）

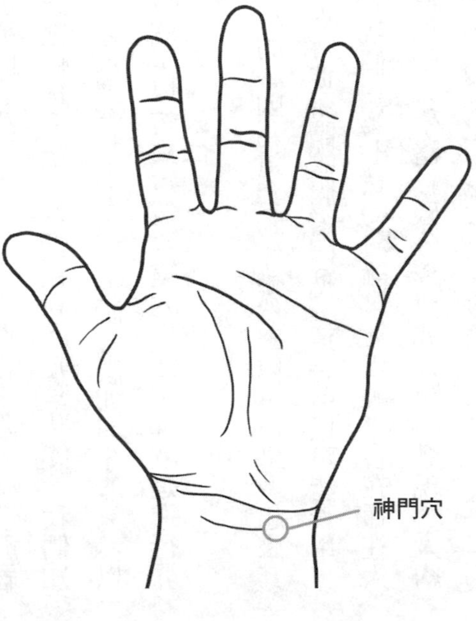

刻，可以做點身體療法和自我按摩來關閉交感神經系統。

在我製作的一集很受歡迎的節目中，《紐約時報》暢銷書作家物理治療醫師凱利・史達雷告訴我，他發現了具有極佳助眠效果的一種相當獨特的身體療法。他說道：「我們的社會現在面臨的最大問題就是，人們不太善於適時調降。我們看到人們經常陷入交感神經系統和副交感神經系統之間的拉鋸戰，而且交感神經系統一直處在高度亢奮狀態。我們知道可以靠著喝些咖啡或狂灌能量飲料來補充體力預備迎戰，但是請告訴我該如何才能夠（以相反的態勢）讓自己從高點歸零。我們知道有個可以帶來實質改變的方法，那就是進行非常複雜、非常精細的腸道碾壓（gut smashing）。」

史達雷醫師宣稱這個方法很難其實是說著玩的，因為這套動作雖然繁複，但是做起來其實簡單得不得了。策略性地按摩腹壁，或者是進行他所謂的腸道碾壓，這之所以可能管用，部分原因是因為刺激到體內的迷走神經。如同我們在第七章的討論，迷走神經會在通往大腦的路徑上與心臟、肺和其他器官連接。根據加州大學洛杉磯分校研究人員的發現，大約百分之九十的迷走神經纖維會從腸道攜帶訊息至大腦（但不會有反向傳輸）。因此，本質上，你肚子裡的一切活動都可以告訴大腦和神經系統應該要如何因應。以下是腸道碾壓的做法：

準備一顆有點彈性的球。史達雷醫師建議買個在折扣百貨商店裝球箱都能找到的便宜塑膠球就好。你需要的是足球或皮球大小的一顆球。再說一次，球要有點彈性，使用前務必檢查球沒有充氣太飽。

趴在地板上，腹部要壓在球上面。史達雷醫師說：「花五分鐘到十分鐘來『鬆解』腹部肌肉組織——前後滾動一下，在不舒服的部位停下來，腹部持續吸氣與吐氣，呼吸時擠壓球面。這套動作安全有效，還可以觸發副交感神經系統啟動。」根據他與世界各地數千名的運動員和病患共事的經驗，他說這是最能夠有效幫助體內系統調降的方法之一。在額外資源手冊（網址：sleepsmarterbook.com/bonus）上，你可以觀看史達雷醫師與世界知名治療師吉兒・米勒（Jill Miller）所示範的腸道碾壓按摩影片。

因此，不管是瑞典式按摩、泰式按摩、穴位按壓、腸道碾壓、肌筋膜放鬆或是其他方式，請務必定期抽空進行某種身體療法。我們的身體承受了許多壓力、緊張和發炎，而身體療法是經過時間考驗的方式，足以讓我們的身心和睡眠重獲平衡。

身體療法的活力祕訣#1

這星期就幫自己預約一次按摩服務。你上一次做按摩是什麼時候呢？如果是最近的事，那我要恭喜你。目前約有百分之十的美國人會定期按摩，而且人數正快速增長之中。如果你沒有接觸過私人按摩治療師或是手邊正好沒有相關資源，你可以與任何一家全國性的按摩工作坊預約服務，因為他們總是會為新客戶提供優惠方案，最好的做法就是找一家成為他們的每月付費會員，這麼一來，你就一定會每個月光臨一次，而且能夠嘗試不同類型的按摩和治療師，直到遇到了跟自己一拍即合的按摩師為止。

身體療法的活力祕訣#2

請嘗試看看漸進式肌肉放鬆。你或許覺得身上的肌肉已經放鬆了，但是有可能不是如此。許多人都是長期處於肌肉緊繃的狀態，甚至我們認為自己是在完全放鬆的情況之下，肌肉仍舊會有點「用力」。若想要解決這個問題，最好的做法就是要先使勁讓肌肉達到最緊繃的狀態，之後鬆開，肌肉才能真正放鬆下來。這是不是很詭異呢？

菲利普·耶爾曼博士（Philip Gehrman, PhD）曾任費城賓州大學醫學院睡眠中心（Penn Sleep Center）醫學院行為睡眠醫學學程臨床主任。他說：「漸進式肌肉放鬆是一種放鬆運動，方法是系統性地讓所有身體肌肉群先繃緊再放鬆，就會促進全身放鬆，而全身放鬆就會帶來許多好處。」

基本上，利用肌肉的完全收縮，人就可以在整個鬆開的時候引發（和體驗到）更深層的放鬆。臨床上會使用這項練習來協助病患舒緩壓力和改善睡眠。示範做法如下：

以舒服的姿勢躺下，做幾次深呼吸之後再開始練習。先從臉部開始，可以一次繃緊所有臉部肌肉，更好的方式是每次只繃緊一小部分的肌肉。每次緊繃時都維持五秒到十秒。盡量挑高眉毛，再盡量壓低眉毛，用力緊閉雙眼，抿緊雙唇，再繃緊雙頰和下巴，然後整個鬆開放鬆。

接下來繃緊雙肩和手臂。每次緊繃都要維持十秒鐘，開始依序進行。繃緊雙肩、雙手緊緊握拳並且收縮手臂的肌肉。十秒鐘之後，整個一起放鬆和感受更深層的放鬆狀態，靜待幾秒再繼續練習。接下來依序是胸部和腹部，然後是背部，再來髖部和臀部，最後是雙腿和足部，每個部位都要繃緊和放鬆十秒鐘，至少要整個練習一輪。你應該能夠感受到全身的壓力明顯減少且更加鬆弛了。

身體療法的活力祕訣#3

還有許多其他的器具可用於居家自我按摩，包括了按摩滾輪、網球、袋棍球（lacrosse balls）、觸發點按摩器具等等。當然，還可以徒手自我按摩，或者是有技巧地請伴侶協助。請讓按摩成為每晚必經儀式的一部分，只需進行幾分鐘的身體療法，即可消除一整天的壓力。

第二十章

穿對衣服就寢

人類的獨特之處就在於，許多人竟然會為了上床睡覺而盛裝打扮。我們擁有被稱做睡衣的特別寢衣，而且睡衣是等同於舒適的一個詞彙。現在慢慢地唸這個詞彙，「睡衣……睡衣……」看看你是不是產生了舒適的感受。

穿上睡衣是一種心理觸發，會讓人進入一天放鬆休息的時刻。脫掉了面對外在世界的制服，你穿上讓自己感到安全、放鬆，而且覺得回到家的衣服。事實上，你所穿的不僅是只有家人和密友才會看到的衣服（除非你要去參加睡衣趴），你所穿的衣服也會由內影響到睡眠品質。

我們在第五章已經談過，體溫調節是管理睡眠品質的重要面向。研究顯示了某些失眠的類型是與身體溫度調節出了狀況有關，是因為身體無法降溫進入深層的睡眠階段。重要的是要理解到，身體擅於保溫而不是保持涼爽，所以穿少一點和穿較寬鬆的衣服會讓身體比較容易調節體溫。

在荷蘭的一項研究中，科學家讓受試者穿著溫控衣把皮膚溫度降到低於攝氏一度（但是不影響體核溫度），藉此測量其對睡眠的影響。研究結果顯示，參與者夜間醒來的次數減少了，而且進入第三和第四階段（深層睡眠）的睡眠時間也增多了。

如果你還認為穿什麼上床睡覺都沒有關係的話，真的請再思考一下。我並不是說你為了要睡好就一定得凍著腳丫子，我的意思是如果你習慣穿得像愛斯基摩人鑽入睡袋的話，或許可以考慮脫掉一、兩層衣服再入睡。

倘若你住的是可以調節溫度的住家，那你比地球上其他數十億人要來得幸運多了。話說如此，即便你擁有「適當」的睡眠時數，溫度調得過高可能會讓你睡醒時沒有好好休息過的感覺。如果你蓋了七層被子外加一條電毯，還把自己穿得像要去狩獵似的，那你可能只是讓身體無法進入最能恢復元氣的睡眠階段。

午夜扼殺者

睡衣的款式和合身度要比展示衣著時尚宣言來得更加重要。就寢時穿著不好活動的緊身衣物，那絕對是不能犯下的睡眠大錯誤。過度緊身的衣物實際上會阻礙淋巴系統的流動。淋巴系統是人體細胞的「廢物管理」系統，是體內免疫系統的重要一環。淋巴系統會運輸和循環細胞外液到全身，而且人體的淋巴液實際上是血液的四倍之多。

當緊身衣物阻斷了淋巴系統，細胞外液會開始積聚在身體的不同部位，那裡就可能爆發真正難纏的問題。

最常見的罪魁禍首是很緊的襪子。如果拉下襪子後，腿上可以清晰見到穿襪子留下印痕，那就表示襪子可能太緊了。這或許是不錯的開趴花招，但是對人沒有任何好處。有毒物質會透過淋巴系統排出體外。不管原因為何，只要它被阻斷了，那就像是把水管彎折而讓水流不出來一樣，水壓會升高，就會搞砸了體內的管線，說不定情況還要更糟。

我在第五章建議要讓臥室保持涼爽，但是如果你是容易著涼的人，我也建議要穿一雙暖襪。為了解決睡覺時襪子勒著腳踝的問題，你的首選就是穿一雙寬鬆的毛絨襪子。許多的健行襪都做得比較寬鬆，不妨先穿穿看。

除了下肢之外，女性可能還會有更嚴重和更危險的問題。聽起來可能很嚇人，但是二〇〇九年的一份研究發現，女性穿胸罩睡覺會提高百分之六十罹患乳癌的風險。

許多研究如今都證實乳癌和穿胸罩的習慣有關係。這並不是要妳丟掉胸罩，而是不能輕忽兩者的關聯。當妳脫下胸罩的時候，要是可以看到背部、身體兩側、肩膀和乳房附近的壓痕，那就清楚表示了妳的淋巴流動和循環不通暢。

淋巴結和淋巴的功能是預防包含乳癌在內疾病發展的重要一環。許多女性礙於社會觀感，都被訓練成整天戴著胸罩來預防乳房下垂，或者是為了防止背痛。儘管個人可能會覺得這些信念是很真實的，但是研究卻顯示這些都是杞人憂天。

有一項做了十五年的研究，研究對象超過三百位女性，得到了這樣的結論：「從醫學、生理學和解剖學的角度來看，乳房並不會因為去除了重力而受益。」總體來說，研究發現不穿胸罩的女性會發展出更多的肌肉組織，會自然地支撐乳房而讓乳頭更堅挺（相對於肩膀而言）。相較之下，女性穿戴胸罩其實會加速乳房下垂。

再次重申，上述結論與根深蒂固的輿論是背道而馳，但是確實是奠基於可靠的科學。儘管穿胸罩可以讓胸部看起來令人驚嘆，但是如果乳房一直在胸罩的撐托之下而仿若失重的話，乳房就幾乎沒有機會鍛鍊自身支撐的能力。就像身體的其他部位：不使用的話，就會萎縮。

由於這裡的重點是要改善睡眠，進而改善健康，因此夜晚睡覺顯然是要脫掉胸罩的時刻，藉此降低因為整天穿胸罩而引發重大問題的風險。我們還不至於要成立一個戒胸罩無名會。不過，如果想要知道更多有關胸罩和乳癌關聯性的資訊，請閱讀醫療人類學家悉尼．羅斯．辛格（Sydney Ross Singer）和索馬．格里斯馬耶（Soma Grismaijer）合著的《裝扮要命》（*Dressed to Kill*）。

對於男性來說，拘束的緊身衣物也會帶來不太想要的結果，那就是挑選的內褲會對生殖健康造成巨大影響。

針對慣穿緊身內褲會損害精子的這個一般人（但經常受到忽視）的看法，《生殖毒理學》（*Reproductive Toxicology*）所刊載的一份研究檢驗了其有效性。在三個月的研究期間，受試者被要求在不同的時間點輪流穿著緊身三角內褲和寬鬆平口內褲。測試精液的參數為：精子密度、精子總數、具活動力的精子總數，以及禁慾每小時具活動力的精子總數。研究結束所得的結果相當可信，顯示了當男性穿著較緊內褲時，精液參數逐漸減少，而穿著較寬鬆內褲時，精液參數則是逐漸增加。

這類型的研究不過是確認了既知的睪丸生物功能，尤其是提睪肌的功用，亦即能夠透過升降睪丸的高度來調節溫度，以利最佳的精子生成和存活。

凱蒂．鮑曼是生物力學家和暢銷作家，在我主持的一集深具啟發性的節目中，她分享了自己對於環境如何實際塑造我們身體的洞見。我們往往認為自己有怎麼樣的身材都是因為運動、飲食和遺傳的關係，但是凱蒂揭露了個人承受的「細胞負荷」（cellular loads）也會塑造身體。例如，每個人坐椅子的方式或站立的姿勢都會產生一定的負荷，進而影響到全身的每一處，而且即便只是從任一方向移動身體一度，那也會產生截然不同的細胞經驗。慣常做的動作（或不做的動作）會實質地影響身體的組成方式。就前述例子來看，慣穿緊身內褲會改變自然負荷，而發生的部位就是男性的生殖器官。

凱蒂告訴我們，這不只會對睪丸帶來問題，也會影響到周圍整個部位和整體健康。她說道：「你的某個肌肉會萎縮，連帶使得肌肉的循環變差。肌肉的活動不只是完成動作，血液也依賴動作才會流動到肌肉周圍的局部區域。因此，你不只是讓肌肉失能——同時也阻斷了血液和營養素流通到更廣大的區域。」

如同你看到的，這絕非只是單一細胞、組織或是器官受到影響而已。你的選擇所影響的遠遠不僅止於此，因為你遠遠不僅止於此。人體有著高度的智能和精細的設計，牽一髮則動全身。我們每天所做的選擇都會直接影響體內細胞的反應。因此，無論是動作、食物、睡眠，甚至是衣著，你的選擇總是會造成某種結果。然而，決定結果為何的權力就掌握在你的手中。

瞎拚

你聽過「樣式勝過時尚」的說法嗎？這是說我們的衣著應要促進自然的功能、方便自然的移動，以及能讓身體真的覺得舒適（而不是好看而已）。在當代文化中，為了好看、合身和時髦，我們會被制約而穿一些緊得要命，甚至讓人痛苦的衣服。

我不是在鼓吹大家不要打扮得很漂亮和不要穿光鮮亮麗的服飾。時尚已經取得很大的進展，所以我認為只會繼續向前而不會倒退。（我是說真的，你是否看過以前的人常穿的一些衣物？燈籠褲和喇吧牛仔褲看起來真蠢，也很容易絆倒自己。）不過，了解到我們的衣著也會影響到身體健康，這是我們應該要擁有的洞見。我們可以堅持只穿既好看又舒適的衣服。

這聽起來或許滑稽可笑，但是在當代文化中，內衣褲模特兒是個地位崇高的工作。我們都希望自己看起來像是廣告中的模特兒，而且對於很多人來說，緊身的衣物就是看起來比較好。我們有時候絕對可以穿些稍微緊身的衣服，但是要養成凡事平衡的習慣，要讓身體可以自由活動。

最棒的睡衣是能方便活動和低過敏性（包括了衣料本身和洗滌方式兩方面）的衣服。我不是說你應該要穿那種看起來像是在床單中間挖一個洞、好讓頭可以鑽入套上的均碼睡袍。我的意思是要穿讓人舒服，身體比較可以自由活動而不覺得彆扭的衣服。如果你很注重睡衣，有各式各樣的迷人睡衣供你選擇。我在此分享的只是一些基本款式，以下是就寢時的一些衣著選項：

男性：平口內褲、寬鬆的睡褲、籃球短褲，喜歡的話也可以穿件基本款T卹，或是乾脆裸睡。

女性：男式短褲、自己或伴侶的T卹或是平口內褲、輕薄內衣、瑜伽褲或是不會勒住腿和髖部的「緊身褲」、寬鬆的睡褲，或是乾脆裸睡。

裸睡

如果你和伴侶兩人都是裸睡的話，那你們就可以從擁有感覺良好激素之稱的催產素獲益。你們可以從親密行為（如同睡一張床）、按摩、性愛或者只是擁抱之中得到這些益處；需要的就只是肌膚之親。催產素是有力的抗壓激素，可以減輕憂鬱的跡象和徵兆、對抗皮質醇的負面作用，有助調節血壓。這個激素還被證實可以舒緩腸道發炎症狀和促進腸道蠕動。如此一來，就更有理由與對方靠得愈近愈好。

最顯而易見的重要性：激發更多的性愛。如同我們在第九章的說明，性高潮或許堪稱為大自然的頭號助眠劑。

穿對衣服就寢的活力祕訣 #1

哈佛大學於一九九一年的一項研究指出，不穿胸罩的女性罹患乳癌的風險是胸罩愛用者的一半。請將就寢時間當成擺脫胸罩的最佳時刻。想要改善健康和降低依賴胸罩的習慣，就從睡覺期間開始做起。至於男性，就寢時請不要穿著讓睪丸緊貼身體的緊身內褲，不然的話，你會讓你的「傳家寶貝」過熱，無法隨著更自然的溫度伸縮。就寢時間是穿著寬鬆衣服或者乾脆一絲不掛的最佳時段。

穿對衣服就寢的活力祕訣＃2

採購衣服的時候，請記得你選擇的衣物會造成（或是不會帶來）細胞負荷。現在有愈來愈多的公司（包含高級時尚）所做的服飾和鞋子，不僅有助於支持人體正常的自然功能，同時也看起來很漂亮。請瀏覽「睡得更聰明」額外資源手冊（網址：sleepsmarterbook.com/bonus），就可以得知幾家這類公司的資訊，務必要抽空看看。

第二十一章

接地

自盤古開天闢地以來，人類就一直與大地相互影響著。我們的祖先每天都會接觸到大地的表面：走路、狩獵、採集食物和汲水、與人交流、玩耍、放鬆等等。人類祖先所做的一切事情幾乎都需要與大地有所連結。

身處於當今的工業化世界中，許多人可以數日、數週，甚至是更長的時間都沒有觸碰到地球的表面。我們被禁錮在家中或是辦公室裡，耗上更多的時間在室內消費科技，但也減少了與所有科技真正源頭互動的時間。我們當然會為了開車而走到戶外，可是大多數人都穿著不導電的膠底鞋，好讓身體不會跟大地有親密接觸。我們鮮少接觸到地面和觸摸到樹木，同時也極少會觸及那孕育出身體每一個細胞的源頭。

科學家發現這樣的情況正嚴重影響著我們的健康。

與日俱增的大量研究都顯示了，大地的電磁表面對人體健康有著令人讚嘆的益處。我們或許沒有意識到人體其實非常容易導電。人的運作跟大地一樣也是仰賴電磁能。人體的神經系統就像是把資訊傳送全身的內部配線。因為我們是由礦物質所組成，而且體內組織會留存水分，我們因此像極了一個會走路說話的導電電池。

你大概注意到了，人體會累積靜電而「電到」觸碰到自己的人。我們也知道不該把金屬物插入插座，否則那可是會讓身體「短路」。即使是在恐怖電影裡，最慘的死法就是人在泡澡去角質的時候，突然有人把電子裝置丟到浴缸裡。

重點就是：這或許超乎理解，但是你很容易導電。你每天的分分秒秒都在釋放和接收能量，因此誤用和誤解身體的電力系統將會引發慢性健康問題。

話雖如此，這又跟你、大地、你的健康和睡眠有什麼關係呢？

現在向醫師求診的人當中，超過九成都是為了壓力和發炎的相關問題。壓力與發炎息息相關，更是眾多疾病的源頭。位於亞特蘭大的埃默里大學醫學院也發現到，睡眠品質不佳與發炎的關係密切。不過，這或許聽起來有點奇怪，但是接觸土地可能是消除慢性發炎相關問題的最大關鍵。

發炎國度

我們現在了解到人體是會導電的，體內的組織都帶有電荷，而許多功能都是因此才得以運作。發炎主要是由一種名為嗜中性白血球（neutrophil）的白血球所觸發的自然功能。嗜中性白血球會運送活性含氧物（又稱自由基）到受傷或有需要的部位，這些自由基攜帶著正電荷會摧毀有害細菌和分解受損細胞，好讓健康的細胞能移入修補組織。很酷，對吧？

發炎本就不該是場災難事件。真正的問題是當自由基的活動猖狂失控時，有些自由基會滲入周遭的組織並損害健康細胞。這就是發炎的真正原因，大部分人都是長期天天在應付這個問題。

人只要活在世上，自然每天會有細胞受損。為了處理受損的心臟細胞、肝臟細胞、肌肉細胞等等，自由基會因而產生氧化爆起作用（oxidative burst）。這是基礎化學作用，主要是需要中和的正電荷現象。

當今健康和營養的狂潮就完全聚焦在抗氧化劑。抗氧化劑攜帶的自由電子可以中和自由基，會抑止所經之處發生過度氧化作用，如此一來就可以消炎和改善健康。

事實是你可以食用各種富含抗氧化劑的食物，任憑你吃到臉都變藍了（當然是因為吃了一大堆藍莓的緣故），也無法像自己所想的一樣，把這場氧化戰爭扭轉成對自己有利的局面。

首先，必須要攝取正確種類的抗氧化劑，且傳統的食物加工技術往往會破壞我們食物的抗氧化能力。第二，膳食抗氧化劑必須要耐得住消化過程、穿越腸黏膜，且終究會如願進入血液。第三，膳食抗氧化劑被證實根本無法與人體的內源性抗氧化劑相提並論。譬如，人體肝臟支援過氧化物歧化酶（superoxide dismutase）分泌的能力就高於任何攝入的抗氧化物。關鍵其實就是要讓身體處於正確的狀態，如此一來，體內的器官和組織才能充分發揮其本有的功能。最後，研究已發現，自由電子的首要來源其實就是賜予人類一切食物的源頭：大地本身。

科學家已經發現大地表面充滿著自由電子，只要人觸碰到地表，身體可以輕易吸收這些電子，這種現象就稱為電子轉移。人們一直縝密地研究這種電子轉移的作用，才了解到其對運動表現、療癒和整體健康具有令人震驚的效應。

研究人員將這種人體與大地的接連稱為接地（grounding 或 earthing）。《另類與輔助醫學期刊》（*Journal of Alternative and Complementary Medicine*）於二〇一三年刊載的一份研究顯示，「接地可以增加紅血球表面的電荷，進而降低血液黏度並減少結塊。接地看來是最簡單但最具深度的介入措施，有助於降低心血管風險和心血管問題。」

等等，暫停一下。……光是接觸地表就可以改善血液和降低心臟病發作的風險？

知名心臟病學家和暢銷書作家史帝夫．辛納屈醫師（Stephen Sinatra, MD）如此說道：「經紅外線醫學成像以及血液化學和白血球計數的測量，接地的結果被證實了具有消炎的功效。對於這種抗炎作用的合理解釋是，身體接地會讓攜帶負電的抗氧化劑的電子從大地進入體內，中和發炎部位的帶正電自由基。電子從大地到身體的流動已被詳加記載。」

至於壓力方面，接地經證實可以帶來良好的減壓效果，而這是藉由讓自主神經系統的主導權由交感神經移轉到副交感神經，如此一來就可降低心率變異性（heart rate variability），並使得肌張力正常。在《環境與公共健康期刊》（*Journal of Environmental and Public Health*）刊載的一份研究報告中，研究人員發現，當研究對象接地的時候，「副交感神經會快速啟動，交感神經則會相應關機。」我們從前幾章的討論已經知道，擺脫交感神經戰鬥或逃跑的持續襲擊模式、轉入副交感神經專司休息和消化的系統之所以重要，就在於其對人的睡眠和整體健康至關重要。

要不是因為有這麼深厚的數據，我根本想不到接觸大地這樣簡單的事竟然可以深具力量。若想要全面了解接地和其益處，請務必參閱「睡得更聰明」額外資源手冊（網址：

sleepsmarterbook.com/bonus）。

此刻就是要不落人後，趕緊與地球建立連結，善用就近在自家門前這個有益健康的免費資源。

這跟睡眠有什麼關係呢？

在二〇〇四年刊載的一份研究利用測量皮質醇的濃度，以及研究對象對睡眠、疼痛和壓力的主觀陳述，檢視了睡眠期間讓人體接地的生物效應。

該研究發現，睡眠時接地病患的夜間皮質醇濃度會降低，而且整體來說，皮質醇的分泌在白天時會維持正常值。讀者應該記得皮質醇是睡眠的頭號剋星。如果皮質醇濃度出了問題，睡眠也會跟著出狀況。研究受試者的主觀陳述同樣指出，睡眠期間接地改善了他們的睡眠品質、降低了疼痛並舒解了

電子從地球轉移至人體組織

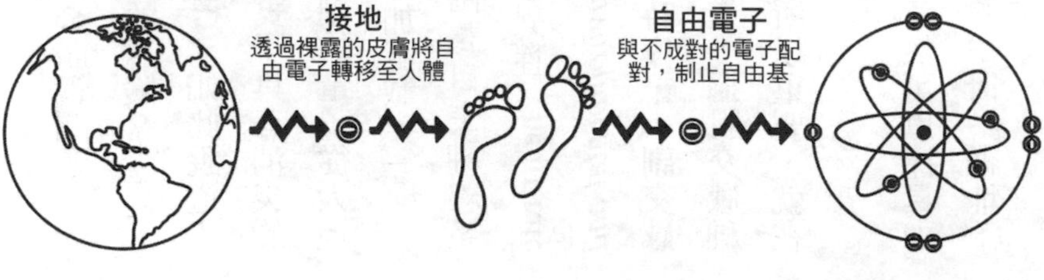
接地
透過裸露的皮膚將自由電子轉移至人體
自由電子
與不成對的電子配對，制止自由基

壓力。

讓自己接地會對睡眠品質帶來足以改變生活的影響。我不是在暗示你要為了得到所有這些好處而每個晚上都去戶外露營。現在的你可以利用不可思議的接地科技，就可以把大地能量的益處直接送到府上。

至今已有大約七年的時間，我都會在書桌下放置接地墊並睡在接地床單上。這些設計良好的產品都可以連接住家外的接地棒，也可以輕鬆接到大多數電源插座都有的接地插頭。它們會安全有效地將地球的自由電子傳送給你，而你只需讓身體的任一部位接觸它們就行了。上述的研究即是使用接地產品來讓受試者與大地連接，讓他們獲得令人驚嘆的所有成效。

我也正好有機會向無可匹敵的脊骨神經醫師傑夫．史賓賽（Jeff Spencer, DC）請教，關於他的病患的接地經驗。史賓賽醫師是奧運運動員，也是贏得八次環法自由車賽（Tour de France）冠軍團隊的隨團醫師，更有超過四十次親身參與奧運、世界錦標賽、全國錦標賽或環法自行車賽的經歷。他告訴我，他的運動員之所以會成功，接地科技扮演了重要角色。他很快就發現，運動員若是在練習或比賽時受了傷，接地可以加速傷口的組織修復和癒合。根據他的觀察和病患的回報，接地還有這些益處：睡得更好、疼痛減少、精力更充沛且復原得更快。

好消息是你不必是世界一流的運動員才能享受這些益處。不管你是否決定要使用這些先進的接地科技，關鍵就是要讓身體定期接觸大地，藉此釋放體內攜帶的正電荷並吸收自由電子，以便恢復元氣、促進心臟健康和激素分泌，而最重要的就是可以一夜好眠。

接地的活力祕訣 #1

讓自己接地吸收「維生素G」。養成定期接地的習慣，讓自己有一段赤腳踩踏大地的寶貴時間。這裡是指會導電的表面，如泥土、草地、（海邊）沙灘，甚至像是海洋的活水體。雖然混凝土和磚塊等表面也會導電，但是有不少因素都會影響效果。最好是直接從土壤和草地來吸收「維生素G」（每日與大地互動）。順道一提，你是否曾注意到，放假時到海邊走一趟，到了晚上往往可以睡得又香又甜呢？好多人甚至都還沒有回到室內就在海灘上睡著了。你現在已經知道這絕非偶然；這是人類終於與大地重新連接的自然反應。

關於接地的目標時間，史賓賽醫師說道：「接地會立即改變人類的生理機能。接地時間愈長，好處愈多，這是因為跟大地接連的時候，人體會處於最自然的電狀態。」也就是說，即便只接地一分鐘都有所助益，不過時間愈長愈好。我會建議每日至少要接地十分鐘。倘若接地的迷人之處仍打動不了你的話，那就甩掉鞋子赤腳踩地，藉此好好強健雙腳、增進本體感受（即大腦感知身體的方式，以及身體在空間中的位置和移動），以及強化雙腳的靈活度和機動性來擴大自己的可動範圍。基於許多原因，經常打赤腳真的是有益整體健康的極佳方式。

接地的活力祕訣 #2

如果居住的氣候不允許你經常享受寶貴的「維他命G」時光，此時使用接地科技就非常有用。接地產品也讓你不必大幅調整生活就能獲得接地的好處。你絕對可以繼續進行日常事務，如使用電腦工作、睡覺等，同時一直與大地接連。你可以只使用一種接地產品，也可以隨處都擺置接地產品，包括墊子、床單、床墊、滑鼠墊，甚至是能夠套在身上特定疼痛點的臨床上用來減輕疼痛和發炎的接地帶。

我剛開始使用接地床單的時候也絲毫不敢大意，因為我當時正在清除臥室裡的電磁場和不必要的電子設備。然而，包括了刊載在《歐洲生物學及生物電磁學期刊》（*European Biology and Bioelectromagnetics*）的一篇研究報告，無數研究全都指出接地能立即減弱人體內部所產生的電磁場，這讓我深感震驚。研究的作者群發現到，「接地基本上可以消除人體從一般電源所感應到的環境電壓。」重點：接地可以保護人體細胞，讓我們避免第十二章所談論的電磁場相關問題。請務必記得，沒有事物能夠取代與大地的直接接觸，但是上述產品是讓你取得所需好處的極佳替代品。關於這些用品的進一步資訊，請參閱「睡得更聰明」額外資源手冊。

接地的活力祕訣#3

由於接地被證實可以讓人體的晝夜時鐘與地球的正常晝夜更替同步，因此搭飛機之後該做的聰明事就是讓自己接地。我發現接地可以實質消除時差，讓我更快適應新的時區。人體的設計本來就不適合在數小時內穿越數個時區，所以利用這些先進科技真的可以幫助你恢復元氣。因此，我都會盡可能在旅行後接地來直接取得一些「維他命G」。此外，我會隨身攜帶接地床單，如此就可以像在家裡一樣睡個好覺。

最後的祕訣就是要樂在其中，不斷試驗，將「睡得更聰明」的原則融入日常規律之中。持續累積對自己有利的條件，讓一夜好眠成為生活中不可或缺的一環。重點不是臻至完美，而是要持續進步。現在，該是讓我們統合實踐一切來取得最佳成效的時候了，就讓我們直接進入「十四天睡眠改造計畫」吧！

致謝

我覺得所有人都是自己經歷的經驗和互動所拼貼而成的個體。要不是因為所有的那些很棒的人，他們都以某種方式影響了我的生命，我深知自己是不可能成為今日的我，也無法擁有今日的一切。對此，我永遠心懷感激。

我首先必須對我的妻子安（Anne）致上謝意。要是沒有妳，我就只是一個空虛的人罷了。妳教會了我好多事物，讓我各個方面都變得更好，當我有著要以正面態度去改變世界不切實際的想法時，妳是最相信我的人。謝謝妳如此地愛我。我會用餘生讓妳擁有極近美好的生命。這是妳應得的！

我要感謝我的孩子：布雷登（Braden）、喬登（Jorden）和賈絲涅（Jasné）。你們是促使我堅毅不屈的動力。我都是因為你們、也是為了你們才會不斷追求卓越。布雷登，你在這本書出版的時候還只是個小傢伙呢，但是我想告訴你，我之所以會笑容洋溢和開懷大笑，我整個人這麼開心都是因為有你出現在我的生命之中。我對你的愛溢於言表。喬登，哇，你真是個不可思議的人。你對生命的態度、關心別人的方式或是力求讓自己完美的動力，兒子啊，你讓我感悟良多！我真的希望你知道這一點。賈絲涅，不管時光如何流逝，妳永遠都是我的寶貝女兒。妳的降臨激勵了我要有更好的表現。都是因為妳的緣故，我才知道該怎麼當個更好的父親、更好的老師和更好的人。妳讓我如此驕傲，我迫不及待想要看到妳實現自己的夢想。

每個人都需要鼓勵和感受自己的重要性。我要在此特別感謝我的中學英文老師凱西・布萊克默爾（Kathy Blackmore），謝謝老師的讚美並且鼓勵我寫作。當您在學校報紙刊出我的一篇作文的時候，您不知道那對我是多麼重要的事。我感覺到自己的價值，而且我的文字是有意義的。那是在我那一刻所需要的東西。我一輩子感謝您。

在我的成長過程中，與我最親密的就是我的兄弟姊妹。達雷爾（Darrell），謝謝你跟我一起親眼見證了我們的成長歲月，也要謝謝你跟我一起用心經歷所有的點點滴滴。沒有人比你更了解我們的故事。我以今日的你為傲。你永遠都在散播歡樂給身旁的人，兄弟，請天天笑口常開！蜜雪兒（Michelle），說來有趣，妳在我都已長大成人的時候還只是個小不點兒。我真希望我們還住在一起的時候，能夠有多一點時間與妳相處。妳在我的眼裡絕對是個美女，人美心也美。我的小妹，繼續向前走，最美好的事還等著妳呢！

我要特別向我的父母親致上謝意。謝謝你們用所知最棒的方式養育我們。我知道你們做了很多犧牲，要不是因為你們，我不會擁有這樣的勇氣、活力和力量。請好好度過這幾年的日子，享受遠比以往更快樂圓滿的生活。是你們該享福的時候了！

無庸置疑，在了解健康保健的深度用意方面，影響我最深遠的老師就是我的岳母瓦姆布伊（Wambui）。在我認識的人之中，您是最為慷慨大方、鼓舞人心和開明睿智的人。倘若沒有您的薰陶，我不知道自己現在能有什麼成就。我想要讓您知道，我正面影響到的每一個人都是因為您親手指導的直接成果。謝謝您對我的信心。

有個學習的榜樣讓人了解到成就的可能也是很重要的。卡薩琳姑姑（Aunt Caroline），因為您有勇氣去上大學和寫作，讓我徹底改變了自己的想法，並為我提供了一個可能成就的榜樣。知道一切是觸手可及的，這對於孩子來說很重要（對於成年人也是！），有您在我的生命中，可以說是給予了我想像不到的啟發。

我之所以會撰寫這本書，其實是來自於對我影響巨大的兩件事情的結果：我的臨床實務經驗和耗費無數時間的節目製作。我要向這些年來每一個客戶表達謝意。非常謝謝你們對我的信任，而且有勇氣付諸行動去改善自己的健康。我還要向「模範健康秀」的所有聽眾致謝！我們一起讓這本書出版問世。謝謝你們讓我參與了你們的生命，給我空間來成為最棒的老師和促動者。要知道還有許多偉大的成就等著你們呢！

要是沒有我很棒的搭擋主持人和製作人婕德．哈瑞爾（Jade Harrell），那就不會有我的這個節目。妳不只是我生命中的禮物，只要是有幸認識妳的人，妳都是他們生命中的禮物。只要想到我們觸及的層面和影響力，我都會訝異不已。我衷心感謝妳願意分享妳的才能來協助實現這項任務。

我非常感謝「模範健康秀」其他團隊成員的付出，包括：比爾．「鞋子」．史密斯（Bill "Shoe" Smith）、菲爾．克勞福德（Phil Crawford）、布雷特．奧立佛（Brett Oliver）、漢克．約丹（Henk Jordaan）和阿爾法．蘭德爾（Alpha Llanderal）。你們幫助好多人改善了他們的生活。讓我們一起更上一層樓！

在此，我還要感謝令人驚豔的每位節目來賓，「模範健康秀」因為你們而增光了不少，才會有今日的成果。儘管這份超級明星的名單還在增加之中，但是請明白每個人都是最閃耀的一顆明星！凱薩琳．加索（Catherine Garceau）、強納森．貝洛（Jonathan Bailor）、尚．克羅克斯頓（Sean Croxton）、珍妮佛．漢尼斯醫師（Dr. Jennifer Hanes）、史黛絲．托特（Stacy Toth）、特里斯坦・楚斯考特（Tristan Truscott）、悉尼・羅斯・辛格、泰・波林吉（Ty Bollinger）、丹尼爾・維塔利斯（Daniel Vitalis）、佩德蘭・修賈醫師（Dr. Pedram Shojai）、彼得・拉格納（Peter Ragnar）、阿貝爾・詹姆士（Abel James）、吉姆・快客（Jim Kwik）、約翰・李・杜馬斯（John Lee Dumas）、莎拉・法戈索（Sarah Fragoso）、謝萊娜・詹寧斯（Sheleana Jennings）、阿米爾・羅西克（Ameer Rosic）、喬丹・哈賓格（Jordan Harbinger）、帕特・弗林（Pat Flynn）、莎拉・加特弗萊德醫師（Dr. Sara Gottfried）、維尼・托托里奇（Vinnie Tortorich）、凱利・史達雷醫師、瑪德琳・穆恩（Madelyn Moon）、崔維斯・布魯爾（Travis Brewer）、伊凡・布蘭德（Evan Brand）、吉米・摩爾（Jimmy Moore）、大地王子（Prince Ea）、蕾・莫曼（Rae Mohrmann）、威廉・戴維斯醫師（Dr. William Davis）、杰姬・喬伊娜－克西（Jackie Joyner-Kersee）、里奇・羅爾（Rich Roll）、哈爾・埃爾羅德（Hal Elrod）、葛瑞琴・魯賓（Gretchen Rubin）、夏琳・強森（Chalene Johnson）、亞莉克絲・傑米森（Alex Jamieson）、賈來克・羅賓斯（Jairek Robbins）、伊恩・克拉克（Ian Clark）、德魯・曼寧（Drew Manning）、鮑伯・普克特（Bob Proctor）、史蒂夫・庫克（Steve Cook）、傑夫・布雷克（Jeff Blake）、傑夫・史賓賽醫師、艾瑞克・「ET」・湯瑪斯（Eric “ET” Thomas）、喬治・布萊恩（George Bryant）、凱蒂・鮑曼、劉易斯・豪

斯（Lewis Howes）史黛芙・高德勞（Steph Gaudreau）、麥克・多爾切（Mike Dolce）、吉蓮・特塔醫師（Dr. Jillian Teta）、班・葛林菲德（Ben Greenfield）、貢納・洛夫萊斯（Gunnar Lovelace）、達倫和丹尼爾・納托尼（Darren and Danielle Natoni），謝謝你們！

要是沒有羅德爾出版社（Rodale）的傑出團隊，就不會有這本書，這項致力於改變的計畫是在他們的協助之下才得以成形。瑪麗莎（Marisa）、蓋兒（Gail）、伊蓮娜（Yelena）、伊茲（Izzy）、瑞秋（Rachel）、艾蜜莉（Emily）、辛迪（Sindy）、梅麗莎（Melissa）、凱倫（Karen）以及其他的成員，我真的相當感激你們為了這本書所付出的時間和才智。我非常佩服你們所有人的力量、精力、正面能量和技能。我跟你們可以說是一拍即合，能與你們共事是我莫大的榮幸。

對於我的經紀人史考特・霍夫曼（Scott Hoffman）和史蒂夫・特羅哈（Steve Troha），我能說些什麼呢？你們兩人是業界的翹楚。謝謝你們看到了我的願景並促成此事。我永遠感激能在此生遇見你們。

我在此必須向一些特別的友人致謝，謝謝你們信任我、啟發我並且參與我的生命。賴瑞・哈德納（Larry Hagner）、吉姆・快客、奧布里・馬庫斯（Aubrey Marcus）、喬治・布萊恩、德魯・曼寧、瓊・泰特（June Tate）、阿希拉・巴拉蘭（Akhila Balaram）、肯和蘇珊・

巴克（Ken and Susan Balk）、奧莎娜．奧斯特洛夫斯基（Oksana Ostrovsky）、蘿莉．道得（Lori Dowd）以及約翰．李．杜馬斯，謝謝你們！此外，我也萬分感謝Onnit和Thrive Market兩家公司及其團隊為這個地球帶來的改變。

還有許多人為我的生命帶來了積極的影響，跟他們的一切（和我對他們的謝意）足以寫成另外一本書。因此，倘若我們的生命曾經短暫交會，我要在歇筆前向你們道謝。謝謝你們參與了我的生命，也謝謝你們讓我參與你們的生命。

十四天
睡眠改造計畫

人類是安於習慣和棲息地的生物。我們已經討論了要如何打造對睡眠更友善的環境，以及該如何把身體調整到就寢前的理想狀態，甚至包括了讓自己平息思緒來預備睡個好覺的實踐方法。現在就讓我們將這些東西整理成絕對能夠發揮長期效用的一套簡明的範式。

人的大腦喜歡遵循範式，如此就有餘力來做其他事情。當我們愈是處於「不知道自己知道」的狀態，我們就愈容易更上一層樓和增強生產力。

什麼是「不知道自己知道」呢？

這麼說好了，培養任何新技能和新習慣都有必經的四個階段。

1. 不知道自己不知道（unconscious incompetence）：你做錯某件事，但你不知道自己做錯了。
2. 知道自己不知道（conscious incompetence）：你做錯某件事，但你知道自己做錯了。

3. 知道自己知道（unconscious competence）：你做對某件事，而且你是有意識地專心做對。
4. 不知道自己知道（unconscious competence）：你做對某件事，甚至是不假思索就會做對。

首先，當你把從這本書裡學到的事物付諸實踐，你就進入了「知道自己知道」的階段。你需要思考這些事情，並且要集中意識把它們做對。就像是你第一次學開車時，你會非常注意一切環節，會帶著一份檢查清單坐進車子：你最先可能會調整座椅、再調整各個視鏡，接下來會繫上安全帶等等步驟，確保一切準備就緒才會開車上路。你在開車時會保持高度警覺：眼觀四面、留意車速、盯看路標和其他車輛，並且會格外小心。

我們把情況快轉到數月之後。跳上車插入鑰匙之後，你就發動車子上路了。你其實一點都不輕率，那是因為你有一份自發性的檢查清單。甚至是完全不假思索，你的大腦就已經注意到座椅和視鏡都在正確的位置。駕駛的過程本身儼然成了你的第二天性，即使你開車行走了二十分鐘的路程，卻可以完全不會有意識地記起自己抵達終點前所執行的所有步驟。

這不是因為你遭到邪惡異形的催眠；這是因為開車已經成為了牢固「不知道自己知道」的事，你的大腦因而有餘力去做其他的事情。倘若出現異常狀況或問題，有意識的大腦

隨時可以介入處理，但是大體上是不費腦筋就能輕鬆應對開車這項活動。

若想要夜夜能夠輕鬆睡個好覺，那就需要把這些事情儀式化，就像第一次開車上路一樣。儀式化的英文是「ritualize」，字源是拉丁文「*ritus*」，意思是「行之有效的成事手段」。儀式是一小串循序漸進的動作，藉此進入要達成某件事的某種情緒、狀態或心境。

無論你是否曾有睡眠的問題，一套規律的就寢儀式將會有助於讓身體放鬆，預備進入一夜好眠。

英國睡眠協會（Sleep Council）的潔西卡・亞歷山大（Jessica Alexander）表示：「就寢儀式會讓大腦熟悉睡眠時間和甦醒時間。這會編程訓練腦部和體內生理時鐘來適應一套規律作息。」

古今中外的父母們都相當了解就寢儀式對孩子的影響力。有些儀式可能包含了洗個溫水澡、穿上睡衣、聆聽床邊故事、播放舒壓音樂，或者是件簡單的事，像是親吻孩子的額頭後再慈愛地替孩子蓋好被子。

倘若你建立了一套持續的就寢儀式，在你意識到之前，孩子早已不知不覺地進入夢鄉。孩子們的大腦和身體與這些井然有序的活動渾然合一而立即入睡。再者，誠如我之前所說的，成年人在許多方面都還是個大孩子，同樣的基本設定並沒有消失，我們該做的就是要學習如何善加利用。

美國哈佛醫學院醫學助理教授勞倫斯・艾普斯坦醫師

（Lawrence Epstein, MD）說道：「我們的身體渴望規律的作息，喜歡知道接下來會發生什麼。」你可以創造一套睡前儀式，進而建立起特定活動和睡眠之間的明確聯繫。

接下來就扼要說明這套「十四天睡眠改造計畫」，保證你會擁有工具來讓自己獲得前所未有的一夜好眠。

計畫對策

如同本書第二章所述，想要一夜好眠就要從早晨醒來的那一刻開始做起。睡得更聰明和獲得最佳睡眠的前提是創造就寢時間和日間的儀式。在「十四天睡眠改造計畫」的每一天中，我們都會在這兩方面小步前進，讓你從容優雅地抵達期望的終點。

你可以隨時啟動「十四天睡眠改造計畫」，可是我建議最好是在生活沒有什麼巨大變動的時刻開始。譬如，當你正在出差途中或是手上正在進行幾天後就要結案的計畫，儘管睡個好覺會對你有莫大助益，但是你可能會想要等到較能掌控生活時間表再來執行完整的「十四天睡眠改造計畫」。不管是在明天或兩週之後要啟動計畫，當下的第一件事就是排定起始和完成的日期。請使用 Outlook 或 Google 日曆，若是希望使用紙本日曆也無妨。至關重要的就是要排定好時間。

在實行睡眠改造的期間，你不該覺得負擔過大或是壓力沉重。本書的策略是要讓你的生活更輕鬆，而不是更艱難。

一般而言，策略都只需要投入極少的時間，而我還要提醒的一點就是多給自己一些彈性和耐心。

每日的目標說明都包含了簡要的日記書寫，你可以記錄在本書所提供的日記頁，也可以寫在個人的記事本或日記本上，或者是使用從網址 sleepsmarterbook.com/bonus 下載列印 PDF 格式日記。這些記事會追蹤你的計畫成效，因而非常重要。你大概曾聽過「你無法管理自己無法衡量的事物」這樣的說法，所以實際追蹤自己的進展非常有用。為了評估該日的進展，這份日記習作的一部分是做出「睡得更聰明評分」，就 1 分到 10 分的評分範圍來給分，得到 10 分代表著該日的表現特優。

隔早實行計畫前要先溫習睡眠改造第一天的說明，確保自己知道目標為何。我們至此已經解釋了整個行動計畫，就讓我們馬上進入你的「十四天睡眠改造計畫」！

睡眠改造準備日

這一天的重點是要讓自己準備就緒，也就是先盤點自己現在的狀況。你可能因為對於本書所列的策略躍躍欲試，早就開始使用其中的一些策略，所以我要先給你一份問卷，讓你自我評估一下當下的狀況，或者（如果今天不是你第一天運用「睡得更聰明」策略的話）你也可以記下自己開始時的情況。

行前問卷

請針對下列問題，就評分範圍 1 到 10 給分。

你如何評價自己現在的睡眠情況？

______

（1 ＝我睡得糟透了　10 ＝我睡得棒極了）

你早晨起床的時候，身體感覺如何？

______

（1 ＝全身酸痛　10 ＝不見痠痛）

你剛起床的時候，活力狀態如何？

______

（1 ＝倦怠無力　10 ＝神清氣爽且準備要征服世界！）

你早晨起床的時候，精神狀態如何？

______

（1 ＝昏沉焦躁　10 ＝樂觀愉悅）

你整天都能維持活力嗎？

______

（1 ＝我無法整天保持清醒　10 ＝我整天活力充沛）

你的「十四天睡眠改造計畫」將於明天早上正式展開，所以請事先溫習第一天的說明，確實熟悉應該要做些什麼。你每天都要快速地寫日記兩次——分別利用起床後和就寢前的十分鐘至十五分鐘的時間。最好是將這本書或是日記本放置在每天這兩個時段方便取得的地方。讓我們一起瀏覽第一天的目標說明，開始做好準備！

第一天

睡眠改造第一天的目標說明

早上：此時就要為美好一天和一夜好眠定調！完成標準晨間儀式（使用洗手間、喝點咖啡或是幾杯水）之後，接著就該做點運動來提高心跳速度、促進天然的「日間激素」分泌，以便讓你的晝夜節律依照常軌而行。如果你沒有晨間運動的習慣，不妨從下列選項擇一開始（做五分鐘到十分鐘即可）：徒手運動（bodyweight exercises，請至 sleepsmarterbook.com/bonus 參閱額外資源手冊的焦點練習）、快步走、迷你蹦床運動、Tabata 間歇訓練或是強力瑜伽（power yoga）課程。

繼續為今日做好準備（沖澡、著裝或是其他該做的事項），接下來是早餐時間。為了降低晨間的胰島素以便優化激素功能和減少脂肪，用餐時務必要遵守本書第十三章所列的原則。請食用自己選擇的蛋白質、健康脂肪和非澱粉質蔬菜，或是遵照額外資源手冊的計畫樣本。接著就可以展開一天的生活並擁有美好的一天。

晚上：睡前放鬆是不可或缺的。維持進行一套晚間儀式，

你會發現那就像是有了一個可以關掉生活壓力的開關。我們通常會為了其他的事情而做出準備，如我們會為了約會、健身或運動，以及工作等等做好準備功夫，但是對於睡覺這件事，許多人卻往往是突然想起來了才去睡，不然就是累到不行了才昏睡過去（請務必記得，優質睡眠和昏睡之間可是有著天差地別！）。因此，就從現在開始，你要如同準備赴場性感約會一樣來做好睡前準備。你可以縱情於自己享受的特別事物，讓自己真的覺得很棒，而且生活的一切都因而變得更加美好。我們現在要開始做好跟睡眠約會的準備了，請蓋上筆電、關掉電視，反正就是要遠離任何會破壞你跟最好的朋友（睡眠）相處的寶貴時間的電子裝置。至少要在期望就寢時間的一個小時之前就遠離這些裝置 ，不妨改做以下的活動：

- 看書——最好是小說。我過去認為看小說是在浪費時間，但是現在才明白那其實對我生活的其他層面是有助益的（像是想到改善溝通的想法）。這也難怪孩子們總是比大部分的成人睡得好。不管是自己看小說或聆聽別人朗讀小說，那對使用過度的擅長分析的左腦有著極大的放鬆功效。逃遁到書頁中的另一個世界可以讓人將壓力、擔憂和緊張都拋之腦後，而這是沒有什麼東西可以達到的效果。

  如果閱讀的是傳記之類的非小說類書籍，那就應該還

行，但是最好還是要避開著重分析、方法、教學或是訓練類別的非小說。理想的狀況是不要在睡前閱讀任何會讓自己想起工作的書籍。

此外，閱讀的地方也可能很重要。勞倫斯·艾普斯坦醫師建議要在睡床與睡眠之間建立起明確聯繫。若是你的睡床和睡眠還沒有建立起強烈聯繫的話，那就推薦要在家中睡床以外的任何場所看書。你可以在臥房裡閱讀，但是不要在床上看書，要是你無法承受書本帶來的繽紛世界的話。

· 聆聽 Podcast 或有聲書。
· 與心愛的人聊天：伴侶、孩子和摯友——可以跟深愛的人做一些很棒的事情，像是聊聊當天發生的事、玩桌遊或是談論未來的計畫等等。
· 冥想。
· 寫日記：就寢前，請利用十分鐘到十五分鐘的時間填寫「睡得更聰明日記」；我們會在第二天再來細談關於寫日記的事宜。
· 泡澡或沖澡。
· 任何上列事項的組合。

選定了不再是盯著電腦螢幕之外的活動之後，最後一件待辦事項就是就是寫下今日的日記。

第一天的日記

請利用就寢前十分鐘至十五分鐘的時間書寫。

請就評分範圍 1 到 10 給分，評量自己今日的整體表現。

（你對確實完成了「睡眠改造計畫」的功課有什麼感覺呢？）

今日計畫中最棒的部分是什麼？

最困難的部分是什麼？（若有的話）

你覺得有什麼是自己可以改進的部分？

你最熱切期待的是明天的哪個部分？

「整體表現分數問卷」要等到明天一開始才會填寫，因此要按照期望時間上床就寢，今天該做的事都做完了！讓我們明日帶著這樣的衝勁繼續朝目標邁進。

第二天

睡眠改造第二天問卷

早晨起床之後，請利用十分鐘至十五分鐘的時間填寫問卷。
請針對下列問題，就評分範圍 1 到 10 給分。

你如何評價自己現在的睡眠情況？

______

（1 ＝我睡得糟透了　10 ＝我睡得棒極了）

你早晨起床的時候，身體感覺如何？

______

（1 ＝全身酸痛　10 ＝不見痠痛）

你剛起床的時候，活力狀態如何？

______

（1 ＝倦怠無力　10 ＝神清氣爽且準備要征服世界！）

你早晨起床的時候，精神狀態如何？

____

（1 ＝昏沉焦躁　10 ＝樂觀愉悅）

你整天都能維持活力嗎？

____

（1 ＝我無法整天保持清醒　10 ＝我整天活力充沛）

睡眠改造第二天的目標說明

早上：完成標準晨間儀式後，如同昨日要先做五分鐘到十分鐘的運動，為迎接這一天做好準備，吃完早餐就啟程上路。

今日的特殊功課：購買或是訂購一些外用鎂油。我們在第七章深入談論了鎂的重要性，請回頭溫習鎂何以對於你的睡眠和整體健康這麼有價值。我唯一使用的外用鎂油是列在額外資源手冊中的「安心鎂噴劑」，但是市面上還有許多其他產品可供選擇。即刻購買或訂購鎂油，如此一來，不用幾天就可以開始使用。

晚上：繼續為自己與睡眠的約會做好準備。期望就寢時間的一小時之前就要關掉螢幕，改做其他選定的夜間活動。

我們今晚好好善加利用書寫日記的好處。當然，你已經

在書寫「睡眠改造日記」，但是能做的不只是如此。這是一些世界上成就非凡的人士都在使用的有力方法，如歐普拉（Oprah）和東尼．羅賓斯（Tony Robbins）等人，書寫日記始終是他們生活的一部分。為了達成就寢儀式的目的，你可以透過寫日記來捕捉雜念，或是記下腦海裡突然浮現的想法，單單這麼做就有助於讓大腦有餘力專注在其他事物。你也可以把寫日記當作一種檢查紀錄，藉此檢視進度和確認接下來該做的事情。我要再次重申，把腦袋裡的想法謄寫在紙面上，這對落實目標助益極大。

另外一個妙方就是書寫感恩日誌或是感恩日記。人們之所以會焦慮或是無法成眠，部分原因是因為過於執著於尚未完成的事情或是無法擁有的東西。如果你正在閱讀本書，你很可能要比自己想像的要幸運許多，而且很可能也忘卻了自己該對現在擁有的一切多麼心懷感激。

你不妨利用一本感恩日誌，簡單記下今日讓你心懷感激的三件到五件事情。感恩的事情可大可小（諸如看見某人的獨特笑容、品嚐美味的餐點、贏得獎賞或是達到重要里程碑等等）。不過就是關注並寫下這些事情，藉由這個舉動來結束一天，你就會更樂於接受發生在身邊但被被自己視為理所當然的一切美好事物。此外，研究也顯示，當我們覺得有意義且重要的時候，體內的血清素就會增加。寫日記和紀錄感恩日誌都有助於記住和確認自我的內在價值，以及自己何以如此重要的原因。

請在第二天日記（或是單獨的 PDF 格式日記）寫下三件你今日真的心懷感激的事情。

第二天的日記

請利用就寢前十分鐘至十五分鐘的時間書寫。

今日有哪三件事情讓你心懷感激？

1. __________

2. __________

3. __________

請就評分範圍 1 到 10 給分，評量自己今日的整體表現。
（你對確實完成了「睡眠改造計畫」的功課有什麼感覺呢？）

____

今日計畫中最棒的部分是什麼？

____

最困難的部分是什麼？（若有的話）

你覺得有什麼是自己可以改進的部分？

你最熱切期待的是明天的哪個部分？

第三天

睡眠改造第三天問卷

早晨起床之後，請利用十分鐘至十五分鐘的時間填寫問卷。

請針對下列問題，就評分範圍 1 到 10 給分。

你如何評價自己現在的睡眠情況？

＿＿＿＿

（1 ＝我睡得糟透了　10 ＝我睡得棒極了）

你早晨起床的時候，身體感覺如何？

＿＿＿＿

（1 ＝全身酸痛　10 ＝不見痠痛）

你剛起床的時候，活力狀態如何？

＿＿＿＿

（1 ＝倦怠無力　10 ＝神清氣爽且準備要征服世界！）

你早晨起床的時候，精神狀態如何？

______

（1 ＝昏沉焦躁　10 ＝樂觀愉悅）

你整天都能維持活力嗎？

______

（1 ＝我無法整天保持清醒　10 ＝我整天活力充沛）

睡眠改造第三天的目標說明

早上：完成標準晨間儀式後，如同昨日要先做五分鐘到十分鐘的運動。今日也務必讓自己接受直接日照十分鐘。如果運動時能同時完成日曬功課，那就太棒了。如果你已經很久不見陽光，是該曬曬太陽的時候了！好天氣的話，可以到戶外做點如前所述的運動、坐在戶外看點每日要讀的東西、在戶外吃早餐或午餐，或是到戶外放鬆接地（我們很快就會詳談這一點）。敲定了獲得日照的時間之後，為迎接這一天做好準備，吃完早餐就啟程上路。

今日的特殊功課：從今日起，務必在正午前就喝完你想要的咖啡因。如同從本書第四章所獲得的資訊，即便是在就寢時間數小時之前就已經攝取的咖啡因都會干擾睡眠。從今日起就停止這麼做吧。

而且今日也要淨化臥房，開始打造屬於自己的睡眠庇護

所。請遵循第十二章的建議，清除臥房裡所有不必要的電子裝置。如同研究報告所示，電視、筆電、智慧型手機等物品會擾亂人體細胞之間的溝通，因而絕對會干擾睡眠。

晚上：繼續為你的睡眠約會做好準備。在期望的就寢時間一小時前就要關掉螢幕，改做選定的夜間活動。

若有外用鎂油的話，請於就寢時塗抹。照著第七章的建議，適量使用。再者，臥房務必保持涼爽宜人的溫度，以利深層睡眠。啟動恆溫控制，室溫才不會高於二十一度C（理想溫度範圍是在十六．六度C至二十度C之間，所以愈涼爽愈好）。

第三天的日記

請利用就寢前十分鐘至十五分鐘的時間書寫。

今日有哪三件事情讓你心懷感激？

1. ______________________________

____

____

2. ______________________________

____

____

3. ______________________________

____

請就評分範圍 1 到 10 給分，評量自己今日的整體表現。
（你對確實完成了「睡眠改造計畫」的功課有什麼感覺呢？）

今日計畫中最棒的部分是什麼？

最困難的部分是什麼？（若有的話）

你覺得有什麼是自己可以改進的部分？

你最熱切期待的是明天的哪個部分？

第四天

睡眠改造第四天問卷

早晨起床之後，請利用十分鐘至十五分鐘的時間填寫問卷。

請針對下列問題，就評分範圍 1 到 10 給分。

你如何評價自己現在的睡眠情況？

______

（1 ＝我睡得糟透了　10 ＝我睡得棒極了）

你早晨起床的時候，身體感覺如何？

______

（1 ＝全身酸痛　10 ＝不見痠痛）

你剛起床的時候，活力狀態如何？

______

（1 ＝倦怠無力　10 ＝神清氣爽且準備要征服世界！）

你早晨起床的時候，精神狀態如何？

______

（1＝昏沉焦躁　10＝樂觀愉悅）

你整天都能維持活力嗎？

______

（1＝我無法整天保持清醒　10＝我整天活力充沛）

睡眠改造第四天的目標說明

早上：完成標準晨間儀式後，如同昨日做五分鐘到十分鐘的運動。也務必讓自己直接日照十分鐘。為迎接這一天做好準備，吃完早餐就啟程上路。

今日的特殊功課：今日仍舊繼續打造屬於自己的睡眠庇護所。上網或是直接到商店為你的臥房選購一些遮光窗簾。如同本書第八章所述，也為自己準備一株推薦的盆栽來協助提升空氣品質和睡眠品質。你可以在額外資源手冊獲得所有的相關資訊。

晚上：繼續為你的睡眠約會做好準備。在期望的就寢時間一小時前就要關掉螢幕，改做選定的夜間活動。

務必拉上遮陽窗簾，並將盆栽放置在床邊（倘若它們還在郵寄途中，那不礙事，你很快就會收到了！）若有外用鎂油的話，請於就寢時塗抹。臥房務必保持涼爽宜人的溫度，

以利深層睡眠。

第四天的日記

請利用就寢前十分鐘至十五分鐘的時間書寫。

今日有哪三件事情讓你心懷感激？

1. ____

2. ____

3. ____

請就評分範圍 1 到 10 給分，評量自己今日的整體表現。
（你對確實完成了「睡眠改造計畫」的功課有什麼感覺呢？）

今日計畫中最棒的部分是什麼？

最困難的部分是什麼？（若有的話）

你覺得有什麼是自己可以改進的部分？

你最熱切期待的是明天的哪個部分？

第五天

睡眠改造第五天問卷

早晨起床之後，請利用十分鐘至十五分鐘的時間填寫問卷。
請針對下列問題，就評分範圍 1 到 10 給分。

你如何評價自己現在的睡眠情況？

______

（1 ＝我睡得糟透了　10 ＝我睡得棒極了）

你早晨起床的時候，身體感覺如何？

______

（1 ＝全身酸痛　10 ＝不見痠痛）

你剛起床的時候，活力狀態如何？

______

（1 ＝倦怠無力　10 ＝神清氣爽且準備要征服世界！）

你早晨起床的時候，精神狀態如何？

______

（1＝昏沉焦躁　10＝樂觀愉悅）

你整天都能維持活力嗎？

______

（1＝我無法整天保持清醒　10＝我整天活力充沛）

睡眠改造第五天的目標說明

早上：完成標準晨間儀式後，現在該在「睡得更聰明」計畫增添一個新的要件，就是加入五分鐘至十分鐘的冥想（又稱腦部訓練），可以使用已知的方式或是額外資源手冊介紹的方法來冥想。坊間也有不少可用的優良應用程式或是引導冥想之類的資源，都有益於把人的能量、專注力和健康提升至另一個境界。冥想之後，運動五分鐘至十分鐘。今日也務必讓自己直接日照十分鐘。為迎接這一天做好準備，吃完早餐就啟程上路。

今日的特殊功課：本週請為自己預約一次按摩服務。我們在第十九章已經深入談論按摩的好處。如果目前沒有這項預算的話，請跟朋友或是重要的另一半相約輪流替對方按摩吧。這是個樂趣無窮（和放鬆）的方式，不但可以關心彼此的近況，也有益健康。這是你應得的！

晚上：為你的睡眠約會做好準備。在期望的就寢時間九十分鐘前就要關掉螢幕，改做選定的夜間活動。

請於就寢時塗抹外用鎂油。臥房務必保持涼爽宜人的溫度，以利深層睡眠。

第五天的日記

請利用就寢前十分鐘至十五分鐘的時間書寫。

今日有哪三件事情讓你心懷感激？

1. ____________________________

2. ____________________________

3. ____________________________

請就評分範圍 1 到 10 給分，評量自己今日的整體表現。

（你對確實完成了「睡眠改造計畫」的功課有什麼感覺呢？）

____

今日計畫中最棒的部分是什麼？

最困難的部分是什麼？（若有的話）

你覺得有什麼是自己可以改進的部分？

你最熱切期待的是明天的哪個部分？

第六天

睡眠改造第六天問卷

早晨起床之後，請利用十分鐘至十五分鐘的時間填寫問卷。

請針對下列問題，就評分範圍 1 到 10 給分。

你如何評價自己現在的睡眠情況？

____

（1 ＝我睡得糟透了　10 ＝我睡得棒極了）

你早晨起床的時候，身體感覺如何？

____

（1 ＝全身酸痛　10 ＝不見痠痛）

你剛起床的時候，活力狀態如何？

____

（1 ＝倦怠無力　10 ＝神清氣爽且準備要征服世界！）

你早晨起床的時候，精神狀態如何？

______

（1＝昏沉焦躁　10＝樂觀愉悅）

你整天都能維持活力嗎？

______

（1＝我無法整天保持清醒　10＝我整天活力充沛）

睡眠改造第六天的目標說明

早上：完成標準晨間儀式後，進行五分鐘至十分鐘的冥想（又稱腦部訓練）。冥想之後，運動五分鐘至十分鐘。今日也務必讓自己直接日照十分鐘。為迎接這一天做好準備，吃完早餐就啟程上路。

今日的特殊功課：請專注讓就寢和甦醒時刻成為最棒的時光。如同第六章所述，人體的最重要的激素分泌、酵素修復等功能，都會在晚上十點到凌晨兩點之間的睡眠時間進行。也再次重申，這會因一年季節更迭和其他因素而有變化，但是仍要盡量把握這一段「財富時間」入睡。希望你已經開始實行第十八章的方法，以十五分鐘為單位，循序漸進地將就寢和起床的時間調整到自己的目標時刻。如果尚未開始，現在就立即行動。如果還沒有在目標時間入睡，請每隔一天提早十五分鐘就寢，直到達標為止。舉例來說，若希望在晚

上十點半可以入睡，但你一直都在晚上十一點半才就寢的話，那今晚務必在十一點十五分就上床睡覺。繼續按照這個方式從容地建立和調整就寢時間。與此同時，若是你一直習慣晚起的話，也要提早十五分鐘起床。不過，務必要睡眠充足，才能精神飽滿地起床。

晚上：為你的睡眠約會做好準備。在期望的就寢時間九十分鐘前就要關掉螢幕，改做選定的夜間活動。

請於就寢時塗抹外用鎂油。臥房務必保持涼爽宜人的溫度，以利深層睡眠。

第六天的日記

請利用就寢前十分鐘至十五分鐘的時間書寫。

今日有哪三件事情讓你心懷感激？

1. ______________________________

____

____

2. ______________________________

____

____

3. ______________________________

____

____

請就評分範圍 1 到 10 給分，評量自己今日的整體表現。
（你對確實完成了「睡眠改造計畫」的功課有什麼感覺呢？）

今日計畫中最棒的部分是什麼？

____

____

最困難的部分是什麼？（若有的話）

____

____

你覺得有什麼是自己可以改進的部分？

____

____

你最熱切期待的是明天的哪個部分？

____

____

第七天

睡眠改造第七天問卷

早晨起床之後，請利用十分鐘至十五分鐘的時間填寫問卷。

請針對下列問題，就評分範圍 1 到 10 給分。

你如何評價自己現在的睡眠情況？

＿＿＿＿

（1 ＝我睡得糟透了　10 ＝我睡得棒極了）

你早晨起床的時候，身體感覺如何？

＿＿＿＿

（1 ＝全身酸痛　10 ＝不見痠痛）

你剛起床的時候，活力狀態如何？

＿＿＿＿

（1 ＝倦怠無力　10 ＝神清氣爽且準備要征服世界！）

你早晨起床的時候，精神狀態如何？

______

（1 ＝昏沉焦躁　10 ＝樂觀愉悅）

你整天都能維持活力嗎？

______

（1 ＝我無法整天保持清醒　10 ＝我整天活力充沛）

睡眠改造第七天的目標說明

早上：完成標準晨間儀式後，進行五分鐘至十分鐘的冥想（又稱腦部訓練）。冥想之後，運動五分鐘至十五分鐘。今日也務必讓自己直接日照十分鐘。為迎接這一天做好準備，吃完早餐就啟程上路。

今日的特殊功課：因為現在會早一點起床來把握一天的時光，所以從今日起要多做五分鐘到十分鐘的晨間運動和（或）冥想。

晚上：為你的睡眠約會做好準備。在期望的就寢時間九十分鐘前就要關掉螢幕，改做選定的夜間活動。

請於就寢時塗抹外用鎂油。臥房務必保持涼爽宜人的溫度，以利深層睡眠。

第七天的日記

請利用就寢前十分鐘至十五分鐘的時間書寫。

今日有哪三件事情讓你心懷感激？

1. ______________________________

____

____

2. ______________________________

____

____

3. ______________________________

____

____

請就評分範圍 1 到 10 給分，評量自己今日的整體表現。

（你對確實完成了「睡眠改造計畫」的功課有什麼感覺呢？）

____

今日計畫中最棒的部分是什麼？

____

____

最困難的部分是什麼？（若有的話）

____

____

你覺得有什麼是自己可以改進的部分？

你最熱切期待的是明天的哪個部分？

第八天

睡眠改造第八天問卷

早晨起床之後，請利用十分鐘至十五分鐘的時間填寫問卷。

請針對下列問題，就評分範圍 1 到 10 給分。

你如何評價自己現在的睡眠情況？

______

（1 ＝我睡得糟透了　10 ＝我睡得棒極了）

你早晨起床的時候，身體感覺如何？

______

（1 ＝全身酸痛　10 ＝不見痠痛）

你剛起床的時候，活力狀態如何？

______

（1 ＝倦怠無力　10 ＝神清氣爽且準備要征服世界！）

你早晨起床的時候，精神狀態如何？

____

（1 ＝昏沉焦躁　10 ＝樂觀愉悅）

你整天都能維持活力嗎？

（1 ＝我無法整天保持清醒　10 ＝我整天活力充沛）

睡眠改造第八天的目標說明

早上：完成標準晨間儀式後，進行五分鐘至十分鐘的冥想（又稱腦部訓練）。冥想之後，運動五分鐘至十五分鐘。今日也務必讓自己直接日照十分鐘。為迎接這一天做好準備，吃完早餐就啟程上路。

今日的特殊功課：我們現在已經完成了一半的計畫，真的是時候來關注我們的食物了！如同本書第七章和第十三章所述，我們所食用的食物對於我們的整體睡眠和健康影響巨大。從今日開始向前邁進，每一餐都要食用營養豐富的真食物，而不只是早餐而已。今天一定要攝取至少五份不同的食物，這些食物要含有第七章所提及的可以促進睡眠的營養素。這方面你若是需要更多的協助，務必多加利用額外資源手冊中的飲食計劃範例等資訊。你可以因而睡得更好，還可以優化激素、減少體脂肪並且從根本上增強活力。

晚上：為你的睡眠約會做好準備。在期望的就寢時間

九十分鐘前就要關掉螢幕，改做選定的夜間活動。

請於就寢時塗抹外用鎂油。臥房務必保持涼爽宜人的溫度，以利深層睡眠。

第八天的日記

請利用就寢前十分鐘至十五分鐘的時間書寫。

今日有哪三件事情讓你心懷感激？

1. ____

2. ____

3. ____

請就評分範圍 1 到 10 給分，評量自己今日的整體表現。

（你對確實完成了「睡眠改造計畫」的功課有什麼感覺呢？）

____

今日計畫中最棒的部分是什麼？

最困難的部分是什麼？（若有的話）

你覺得有什麼是自己可以改進的部分？

你最熱切期待的是明天的哪個部分？

第九天

睡眠改造第九天問卷

早晨起床之後，請利用十分鐘至十五分鐘的時間填寫問卷。

請針對下列問題，就評分範圍 1 到 10 給分。

你如何評價自己現在的睡眠情況？

____

（1 ＝我睡得糟透了　10 ＝我睡得棒極了）

你早晨起床的時候，身體感覺如何？

____

（1 ＝全身酸痛　10 ＝不見痠痛）

你剛起床的時候，活力狀態如何？

____

（1 ＝倦怠無力　10 ＝神清氣爽且準備要征服世界！）

你早晨起床的時候，精神狀態如何？

______

（1 ＝昏沉焦躁　10 ＝樂觀愉悅）

你整天都能維持活力嗎？

______

（1 ＝我無法整天保持清醒　10 ＝我整天活力充沛）

睡眠改造第九天的目標說明

早上：完成標準晨間儀式後，進行五分鐘至十分鐘的冥想（又稱腦部訓練）。冥想之後，運動五分鐘至十五分鐘。今日也務必讓自己直接日照十分鐘。為迎接這一天做好準備，吃完早餐就啟程上路。

今日的特殊功課：今日就該在你的睡眠庇護所添加最後一項物件。夜晚時，請為自己的臥房添加一些替代光照，如低藍光燈泡、鹽燈、可調光燈、或者也可以簡單到只是（永不退流行的）蠟燭。至於在臥房外的環境，有助於在日落之後促進褪黑激素分泌的方法，就是替自己準備抗藍光眼鏡。而且也一定為裝置安裝抗藍光應用程式以備夜間使用（尤其是出現了情有可原的情況，不得不比平常使用裝置久一點的時間）。你可以從資源手冊找到所有的相關資訊。

晚上：為你的睡眠約會做好準備。在期望的就寢時間

九十分鐘前就要關掉螢幕，改做選定的夜間活動。使用抗藍光眼鏡以及低藍光燈泡，或者就只是盡量調暗燈光也可以。

請於就寢時塗抹外用鎂油。臥房務必保持涼爽宜人的溫度，以利深層睡眠。

第九天的日記

請利用就寢前十分鐘至十五分鐘的時間書寫。

今日有哪三件事情讓你心懷感激？

1. ____

2. ____

3. ____

請就評分範圍 1 到 10 給分，評量自己今日的整體表現。

（你對確實完成了「睡眠改造計畫」的功課有什麼感覺呢？）

____

今日計畫中最棒的部分是什麼？

最困難的部分是什麼？（若有的話）

你覺得有什麼是自己可以改進的部分？

你最熱切期待的是明天的哪個部分？

第十天

睡眠改造第十天問卷

早晨起床之後，請利用十分鐘至十五分鐘的時間填寫問卷。

請針對下列問題，就評分範圍 1 到 10 給分。

你如何評價自己現在的睡眠情況？

____

（1 ＝我睡得糟透了　10 ＝我睡得棒極了）

你早晨起床的時候，身體感覺如何？

____

（1 ＝全身酸痛　10 ＝不見痠痛）

你剛起床的時候，活力狀態如何？

____

（1 ＝倦怠無力　10 ＝神清氣爽且準備要征服世界！）

你早晨起床的時候，精神狀態如何？

______

（1 ＝昏沉焦躁　10 ＝樂觀愉悅）

你整天都能維持活力嗎？

______

（1 ＝我無法整天保持清醒　10 ＝我整天活力充沛）

睡眠改造第十天的目標說明

早上：完成標準晨間儀式後，進行十分鐘的冥想（又稱腦部訓練）。冥想之後，運動五分鐘至十五分鐘。今日也務必讓自己直接日照十分鐘。為迎接這一天做好準備，吃完早餐就啟程上路。

今日的特殊功課：接地可以為你的生活帶來很大的改變。我當然不是指你小時候惹上麻煩的時候（我才不想知道你到底是幹了好事才被禁足）——我所說的是讓自己晝夜循環接軌，以及我們在二十一章所談論的釋放地球的電子。從今日開始向前邁進，每天最少要接地十分鐘。

你可以實踐本書提及的許多活動而同時接地。運動、冥想（氣功和太極拳是可以邊接地邊進行的絕佳活動）、閱讀、日光浴、用餐和許多你早已實行的事物，都可以同時赤足接觸大地。你也可以為自己準備一些接地床單，並且（或是）

在桌下放置接地辦公墊。我愛死了接地科技，我也最愛送給自己所關心的人這類禮物。如果你每日都會花些時間接地的話，那就不見得是必要的，不過有了這樣的科技，我們要取得第十二章所描述的益處確實是方便多了。你可以從額外資源手冊得知更多有關接地和接地產品的資訊。

晚上：為你的睡眠約會做好準備。在期望的就寢時間九十分鐘前就要關掉螢幕，改做選定的夜間活動。使用抗藍光眼鏡以及低藍光燈泡，或是就只是盡量調暗燈光即可。

請於就寢時塗抹外用鎂油。臥房務必保持涼爽宜人的溫度，以利深層睡眠。

第十天的日記

請利用就寢前十分鐘至十五分鐘的時間書寫。

今日有哪三件事情讓你心懷感激？

1. ______________________________

____

____

2. ______________________________

____

____

3. ______________________________

____

請就評分範圍 1 到 10 給分，評量自己今日的整體表現。
（你對確實完成了「睡眠改造計畫」的功課有什麼感覺呢？）

______

今日計畫中最棒的部分是什麼？

______

______

最困難的部分是什麼？（若有的話）

______

______

你覺得有什麼是自己可以改進的部分？

______

______

你最熱切期待的是明天的哪個部分？

______

______

第十一天

睡眠改造第十一天問卷

早晨起床之後，請利用十分鐘至十五分鐘的時間填寫問卷。

請針對下列問題，就評分範圍 1 到 10 給分。

你如何評價自己現在的睡眠情況？

____

（1 ＝我睡得糟透了　10 ＝我睡得棒極了）

你早晨起床的時候，身體感覺如何？

____

（1 ＝全身酸痛　10 ＝不見痠痛）

你剛起床的時候，活力狀態如何？

____

（1 ＝倦怠無力　10 ＝神清氣爽且準備要征服世界！）

你早晨起床的時候，精神狀態如何？

____

（1 ＝昏沉焦躁　10 ＝樂觀愉悅）

你整天都能維持活力嗎？

____

（1 ＝我無法整天保持清醒　10 ＝我整天活力充沛）

睡眠改造第十一天的目標說明

早上：完成標準晨間儀式後，進行十分鐘的冥想（又稱腦部訓練）。冥想之後，運動五分鐘至十五分鐘。今日也務必讓自己直接日照十分鐘。為迎接這一天做好準備，吃完早餐就啟程上路。

今日的特殊功課：第十二章深入探討了身上衣物對我們的健康的影響多麼深遠。今日至少在入睡的時候，一定要脫掉會拘束的緊身衣物。這個方法非常簡單，所以從今天開起就付諸實行。

晚上：為你的睡眠約會做好準備。在期望的就寢時間九十分鐘前就要關掉螢幕，改做選定的夜間活動。使用抗藍光眼鏡以及低藍光燈泡，或者就只是盡量調暗燈光即可。

請於就寢時塗抹外用鎂油。臥房務必保持涼爽宜人的溫

度，以利深層睡眠。

第十一天日記

請利用就寢前十分鐘至十五分鐘的時間書寫。

今日有哪三件事情讓你心懷感激？

1. ____________________

____

____

2. ____________________

____

____

3. ____________________

____

____

請就評分範圍 1 到 10 給分，評量自己今日的整體表現。

（你對確實完成了「睡眠改造計畫」的功課有什麼感覺呢？）

____

今日計畫中最棒的部分是什麼？

____

____

最困難的部分是什麼？（若有的話）

你覺得有什麼是自己可以改進的部分？

你最熱切期待的是明天的哪個部分？

第十二天

睡眠改造第十二天問卷

早晨起床之後，請利用十分鐘至十五分鐘的時間填寫問卷。

請針對下列問題，就評分範圍 1 到 10 給分。

你如何評價自己現在的睡眠情況？

____

（1 ＝我睡得糟透了　10 ＝我睡得棒極了）

你早晨起床的時候，身體感覺如何？

____

（1 ＝全身酸痛　10 ＝不見痠痛）

你剛起床的時候，活力狀態如何？

____

（1 ＝倦怠無力　10 ＝神清氣爽且準備要征服世界！）

你早晨起床的時候，精神狀態如何？

______

（1 ＝昏沉焦躁　10 ＝樂觀愉悅）

你整天都能維持活力嗎？

______

（1 ＝我無法整天保持清醒　10 ＝我整天活力充沛）

睡眠改造第十二天的目標說明

早上：完成標準晨間儀式後，進行十分鐘的冥想（又稱腦部訓練）。冥想之後，運動五分鐘至十五分鐘。今日也務必讓自己直接日照十分鐘。為迎接這一天做好準備，吃完早餐就啟程上路。

今日的特殊功課：今天在就寢前，你要在晚間儀式中添加一點自我按摩或是其他的肢體療法，以助關閉交感神經系統（負責戰鬥或逃避）並開啟副交感神經系統（負責休息和消化）。在我們在第十九章提到了一些很棒的策略供你使用。請溫習該章內容，今晚就開始行動。

晚上：為你的睡眠約會做好準備。在期望的就寢時間九十分鐘前就要關掉螢幕，改做選定的夜間活動。使用抗藍光眼鏡以及低藍光燈泡，或者就只是盡量調暗燈光即可。

就寢前，利用短短的五分鐘做一點肢體按摩，或是請愛

人為你按摩，之後塗抹外用鎂油再入眠。臥房務必保持涼爽宜人的溫度，以利深層睡眠。

第十二天的日記

請利用就寢前十分鐘至十五分鐘的時間書寫。

今日有哪三件事情讓你心懷感激？

1. ______

______

______

2. ______

______

______

3. ______

______

______

請就評分範圍 1 到 10 給分，評量自己今日的整體表現。
（你對確實完成了「睡眠改造計畫」的功課有什麼感覺呢？）

______

今日計畫中最棒的部分是什麼？

______

______

最困難的部分是什麼？（若有的話）

你覺得有什麼是自己可以改進的部分？

你最熱切期待的是明天的哪個部分？

第十三天

睡眠改造第十三天問卷

早晨起床之後，請利用十分鐘至十五分鐘的時間填寫問卷。請針對下列問題，就評分範圍 1 到 10 給分。

你如何評價自己現在的睡眠情況？

____

（1 ＝我睡得糟透了　10 ＝我睡得棒極了）

你早晨起床的時候，身體感覺如何？

____

（1 ＝全身酸痛　10 ＝不見痠痛）

你剛起床的時候，活力狀態如何？

____

（1 ＝倦怠無力　10 ＝神清氣爽且準備要征服　）

你早晨起床的時候，精神狀態如何？

______

（1 ＝昏沉焦躁　10 ＝樂觀愉悅）

你整天都能維持活力嗎？

______

（1 ＝我無法整天保持清醒 10 ＝我整天活力充沛）

睡眠改造第十三天的目標說明

早上：完成標準晨間儀式後，進行十分鐘的冥想（又稱腦部訓練）。冥想之後，運動五分鐘至十五分鐘。今日也務必讓自己直接日照十分鐘。為迎接這一天做好準備，吃完早餐就啟程上路。

今日的特殊功課：倘若你使用「十四天睡眠改造計畫」中的策略到目前為止成效不錯，但仍覺得需要多一些輔助來優化睡眠的話，今日就是添加一些聰明的補充品的好時機。善加利用本書第十七章提及的補充劑，而其最佳來源請參閱額外資源手冊。

晚上：為你的睡眠約會做好準備。在期望的就寢時間九十分鐘前就要關掉螢幕，改做選定的夜間活動。使用抗藍光眼鏡以及低藍光燈泡，或者就只是盡量調暗燈光即可。

就寢前，利用短短的五分鐘做一點肢體按摩，或是請愛

人為你按摩，之後塗抹外用鎂油再入眠。臥房務必保持涼爽宜人的溫度，以利深層睡眠。

第十三天的日記

請利用就寢前十分鐘至十五分鐘的時間書寫。

今日有哪三件事情讓你心懷感激？

1. ______________________________

____

____

2. ______________________________

____

____

3. ______________________________

____

____

請就評分範圍 1 到 10 給分，評量自己今日的整體表現。

（你對確實完成了「睡眠改造計畫」的功課有什麼感覺呢？）

______

今日計畫中最棒的部分是什麼？

____

____

最困難的部分是什麼？（若有的話）

你覺得有什麼是自己可以改進的部分？

你最熱切期待的是明天的哪個部分？

第十四天

睡眠改造第十四天問卷

早晨起床之後，請利用十分鐘至十五分鐘的時間填寫問卷。請針對下列問題，就評分範圍 1 到 10 給分。

你如何評價自己現在的睡眠情況？

______

（1 ＝我睡得糟透了　10 ＝我睡得棒極了）

你早晨起床的時候，身體感覺如何？

______

（1 ＝全身酸痛　10 ＝不見痠痛）

你剛起床的時候，活力狀態如何？

______

（1 ＝倦怠無力　10 ＝神清氣爽且準備要征服世界！）

你早晨起床的時候，精神狀態如何？

＿＿＿＿＿

（1 ＝昏沉焦躁　10 ＝樂觀愉悅）

你整天都能維持活力嗎？

＿＿＿＿＿

（1 ＝我無法整天保持清醒　10 ＝我整天活力充沛）

睡眠改造第十四天的目標說明

早上：完成標準晨間儀式後，進行十分鐘的冥想（又稱腦部訓練）。冥想之後，運動五分鐘至十五分鐘。今日也務必讓自己直接日照十分鐘。為迎接這一天做好準備，吃完早餐就啟程上路。

今日的特殊功課：精益求精！請在現有的成果上再接再厲。持之以恆，不斷進步，繼續把健康當成是最重要的課題！

晚上：為你的睡眠約會做好準備。在期望的就寢時間九十分鐘前就要關掉螢幕，改做選定的夜間活動。使用抗藍光眼鏡以及低藍光燈泡，或者就只是盡量調暗燈光即可。

就寢前，利用短短的五分鐘做一點肢體按摩，或是請愛人為你按摩，之後塗抹外用鎂油再入眠。臥房務必保持涼爽宜人的溫度，以利深層睡眠。

第十四天的日記

請利用就寢前十分鐘至十五分鐘的時間書寫。

今日有哪三件事情讓你心懷感激？

1. ____

2. ____

3. ____

請就評分範圍 1 到 10 給分，評量自己今日的整體表現。

（你對確實完成了「睡眠改造計畫」的功課有什麼感覺呢？）

____

今日計畫中最棒的部分是什麼？

最困難的部分是什麼？（若有的話）

你覺得有什麼是自己可以改進的部分？

____

____

你最熱切期待的是明天的哪個部分？

____

____

恭喜你！

你已經完成了「十四天睡眠改造計畫」，不僅有效地提升了激素功能、改善了基因表現，更為未來奠定了堅實的基礎。這不能偶爾為之，是要堅持不懈才能達成，而這樣的過程也如實反映在成果之中。

山謬．約翰遜（Samuel Johnson）有句精彩名言：「習慣的枷鎖是如此狹小而無法察覺，等到察覺時已積習難改。」儘管許多習慣的改變事後回想都看似微不足道，但是你實際上正在把它們轉化成你的特質的一部分。因為你決定要睡得更聰明，並且堅持不懈地實踐這些策略，你才能累積這麼多絕對會為自己帶來豐碩成果的有利條件。

是該道晚安的時刻了

睡眠是祕密配方。

人體的精良設計就是要讓人善用睡眠來實質改善個人擁有的所有功能。你不用接通電源充電。你只需透過尊重身體並且睡眠充足就能汰舊換新。

通往成功的道路是不能繞過夢鄉的，你就是需要睡眠才能成就最完美的自己，而且沒有任何藥丸、藥水或戰術能夠改變這個事實。

想要精通某事，你就必須針對它仔細鑽研。我真的很榮幸和愉悅，你願意拿起這本書，並且決定研讀這個將會帶給你未來許多年的最佳健康和極大快樂的事物。

在今日的世界中，就是這些簡單的事物可以幫助我們重新與最重要的事物產生連結。我由衷期盼這本書可以幫助你重拾自然、重拾愉悅，以及重拾自己內心深處最重要的事物。

i 健 康 0 5 8

睡得更聰明：讓你睡出好身體、好健康和成功人生的二十一個策略

國家圖書館出版品預行編目 (CIP) 資料

睡得更聰明：讓你睡出好身體 好健康和成功人生的二十一個策略 / 尚恩 . 史蒂文森 (Shawn Stevenson) 著 ; 周佳欣譯 . -- 初版 . -- 臺北市 : 健行文化出版事業有限公司出版 : 九歌出版社有限公司發行 , 2022.08

面； 公分 . -- (i 健康 ; 58)

Sleep smarter : 21 essential strategies to sleep your way to a better body, better health, and bigger success

ISBN 978-626-96057-3-6(平裝)

1.CST: 睡眠 2.CST: 健康法

411.77 111009624

作　　者——尚恩．史蒂文森（Shawn Stevenson）
譯　　者——周佳欣
責任編輯——曾敏英
發 行 人——蔡澤蘋
出　　版——健行文化出版事業有限公司
台北市 105 八德路 3 段 12 巷 57 弄 40 號
電話／ 02-25776564・傳真／ 02-25789205
郵政劃撥／ 0112263-4

九歌文學網　www.chiuko.com.tw

印　　刷——晨捷印製股份有限公司
法律顧問——龍躍天律師 ・ 蕭雄淋律師 ・ 董安丹律師
初　　版——2022 年 8 月
定　　價——480 元
書　　號——0208058
I S B N ——978-626-96057-3-6